131

Anaesthesiologie und Intensivmedizin
Anaesthesiology and Intensive Care Medicine

Akute respiratorische Insuffizienz

Herausgegeben von K. Peter

Mit 83 Abbildungen

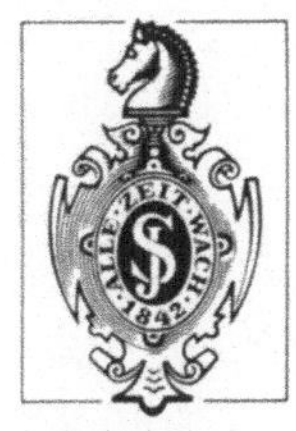

Springer-Verlag
Berlin Heidelberg New York 1980

Prof. Dr. med. Klaus Peter
Institut für Anaesthesiologie der Universität München,
Klinikum Großhadern, Marchioninistr. 15, 8000 München 70

ISBN-13: 978-3-540-10185-7 e-ISBN-13: 978-3-642-67723-6
DOI: 10.1007/978-3-642-67723-6

CIP-Kurztitelaufnahme der Deutschen Bibliothek
Akute respiratoriche Insuffizienz / hrsg. von K. Peter. – Berlin, Heidelberg, New York: Springer, 1980.
(Anaesthesiologie und Intensivmedizin; 131)

NE: Peter, Klaus [Hrsg.]

Satz: Schreibsatz Service Weihrauch, Würzburg

Vorwort

Die Behandlung der aktuten respiratorischen Insuffizienz steht häufig im Mittelpunkt therapeutischer Bemühungen während der postoperativen Phase sowie in der Intensivmedizin. Entsprechend lag und liegt das wissenschaftliche Hauptinteresse zahlreicher Arbeitsgruppen verschiedenster medizinischer Fachrichtungen – von der Physiologie über die Pathologie, Röntgenologie, Chirurgie, Innere Medizin bis hin zur Anästhesiologie und Intensivmedizin – im Bemühen, den Pathomechanismus der akuten respiratorischen Insuffizienz aufzuklären und hieraus therapeutische Konsequenzen zu entwickeln.

Das vorliegende Heft beinhaltet Vorträge, die auf einem internationalen Symposium, veranstaltet vom Institut für Anästhesiologie der Universität München, gehalten worden sind. Die thematische Palette reicht von der Darstellung der normalen Lungenfunktion bis hin zur Diskussion detaillierter Fragen der Beeinflussung von PEEP auf die Hämodynamik. Es wird die pathologische Anatomie der akuten respiratorischen Insuffizienz dargestellt, das röntgenologische Substrat bei dieser Erkrankung diskutiert und die verschiedensten therapeutischen Verfahren werden angesprochen. Von besonderem Interesse wird für Experten die Diskussion der Frage nach der Bedeutung des Herzens, insbesondere des rechten Ventrikels unter den Bedingungen der respiratorischen Insuffizienz sein.

Es ist das Ziel der Zusammenstellung der verschiedenen Symposiumsbeiträge, für Studenten wie auch für Ärzte, die an Fragen der Intensivmedizin interessiert sind, eine lesenswerte Arbeitsgrundlage zu schaffen. Mein Dank gilt deshalb den Autoren sowie dem Springer-Verlag.

München, Juli 1980 K. Peter

Inhaltsverzeichnis

Referenten

Beyer, A., Dr. med., Institut für Anästhesiologie der Ludwig-Maximilians-Universität München, D-8000 München 70

Bleyl, U., Prof. Dr. med., Institut für Pathologie am Klinikum Mannheim der Universität Heidelberg, D-6900 Heidelberg

Finsterer, U., Prof. Dr. med., Institut für Anästhesiologie der Ludwig-Maximilians-Universität München, D-8000 München

Jänsch, A., Dr. med., Klinik und Poliklinik für Radiologie der Ludwig-Maximilians-Universität München, D-8000 München

Jensen, U., Dr. med., Institut für Anästhesiologie der Ludwig-Maximilians-Universität München, D-8000 München

Kessler, M., Dr.med., Klinik und Poliklinik der Ludwig-Maximilians-Universität München, D-8000 München

Laver, M.B., MD, Department Anaesthesie, Univ. Kantonsspital, Basel

Lissner, J., Prof. Dr. med., Klinik und Poliklinik für Radiologie der Ludwig-Maximilians-Universität München, D-8000 München

Peter, K., Prof. Dr. med., Institut für Anästhesiologie der Ludwig-Maximilians-Universität München, D-8000 München

Suter, P.M., Priv. Doz. Dr. med, Department d'Anaesthesiologie, Hospital Cantonal, CH-1211 Geneve 4

Thews, G., Prof. Dr. med., Physiologisches Institut der Johann-Gutenberg-Universität Mainz, D-6500 Mainz

Wolff, G., Priv.-Doz., Dr. med., Abteilung für Intensivmedizin, Departement für Chirurgie der Universität, Kantonspital Basel, CH-4004 Basel

Die normale Lungenfunktion

G. Thews

Der Effekt der äußeren Atmung wird von vier Teilprozessen bestimmt, die sich, auf den kürzesten Nenner gebracht, als Ventilation, Perfusion, Diffusion und Distribution kennzeichnen lassen (Abb. 1). Die *alveoläre Ventilation* bestimmt die Sauerstoffmenge, die in der Zeiteinheit in die Alveolen gelangt, und die Kohlendioxidmenge, die von hier an die Umgebungsluft abgegeben wird. Damit stellt die Ventilation den wesentlichen Faktor für die Aufrechterhaltung der austauschbestimmenden O_2- bzw. CO_2-Partialdrucke in den Alveolen dar. Die *Perfusion* der Lunge ist maßgebend für den Abtransport des Kohlendioxids und für den Abtransport des Sauerstoffes. Sie bestimmt also neben der Ventilation die Höhe der O_2- und CO_2-Partialdrucke im Lungenkapillarblut. Die *Diffusionsgröße* schließlich entscheidet über die Gasmengen, die bei gegebenen Druckgradienten zwischen Alveole und Lungenkapillare ausgetauscht werden. Für ein kleines Austauschgebiet ist der Arterialisierungseffekt durch diese drei Größen vollständig festgelegt. Betrachtet man jedoch die Funktion der gesamten Lunge, so muß noch ein vierter Faktor berücksichtigt werden. Wie wir heute wissen, sind nämlich schon beim Gesunden, in besonderem Maße aber unter pathologischen Bedingungen, die Funktionsgrößen Ventilation, Perfusion und Diffusion nicht gleichmäßig über alle Lungenabschnitte verteilt. Diese ungleichmäßige Verteilung oder *Distribution* kann den Arterialisierungseffekt entscheidend mitbeeinflussen und darf daher bei einer Analyse der Lungenfunktion nicht vernachlässigt werden.

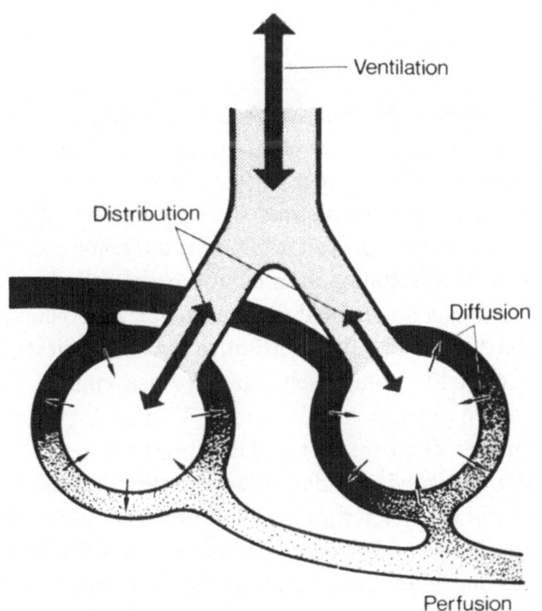

Abb. 1. Schematische Darstellung der für den Arterialisierungseffekt in der Lunge maßgebenden Faktoren

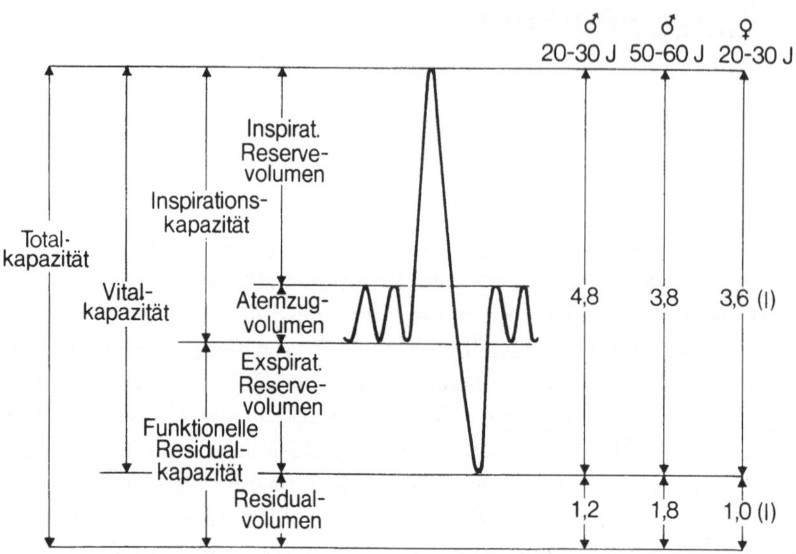

Abb. 2. Lungenvolumina und -kapazitäten. Die angegebenen Werte für die Vitalkapazität und das Residualvolumen verdeutlichen die Abhängigkeit dieser Größen von Alter und Geschlecht

Diese vier für die Lungenfunktion maßgebenden Faktoren sollen die Orientierungspunkte für unsere Darstellung der normalen Atmungsphysiologie bilden, in die sich einige pathophysiologische Aspekte zwanglos einfügen lassen.

1. Ventilation

Ein globales Maß für die Ventilation stellt das Atemzeitvolumen, also das Produkt aus Atemzugvolumen und Atmungsfrequenz, dar. Bekanntlich ist das Volumen des einzelnen Atemzuges klein, verglichem mit dem in der gesamten Lunge enthaltenen Gasvolumen. Über das normale Atemzugvolumen hinaus können sowohl bei der Inspiration als auch bei der Exspiration erhebliche Zusatzvolumina aufgenommen bzw. abgegeben werden. Aber auch bei tiefster Ausatmung ist es nicht möglich, alle Luft aus der Lunge zu entfernen; ein bestimmtes *Residualvolumen* bleibt immer in den Alveolen und besonders in den zuleitenden Atemwegen zurück. Für die quantitative Erfassung dieser Verhältnisse hat man die in Abbildung 2 dargestellte Volumeneinteilung vorgenommen, wobei zusammengesetzte Volumina als Kapazitäten gekennzeichnet werden. Von diesen Größen kommt neben dem Atemzugvolumen nur der Vitalkapazität und der funktionellen Residualkapazität eine größere Bedeutung zu. Die *Vitalkapazität*, die Volumendifferenz zwischen maximaler Inspiration und maximaler Exspiration, liefert in der Funktionsdiagnostik ein grobes Maß für die Ausdehnungsfähigkeit von Lunge und Thorax. Die *funktionelle Residualkapazität*, das nach einer normalen Ausatmung in der Lunge verbleibende Volumen, ist für die Konstanz der alveolären Atemgaskonzentrationen von Bedeutung. Da das Volumen der funktionellen Residualkapazität mehrfach größer ist als das der eingeatmeten Frischluft, treten infolge des Mischeffektes nur geringe zeitliche Schwankungen in der Zusammensetzung der Alveolarluft auf.

Für den Erwachsenen in körperlicher Ruhe beträgt das Atemzugvolumen etwa 0,5 l und die Atmungsfrequenz etwa 14 Atemzüge/min, so daß hieraus ein Atemzeitvolumen von 7 l/min resultiert. Unter den Bedingungen der körperlichen Arbeit steigt das Atemzeitvolumen mit dem erhöhten Sauerstoffbedarf an, um bei extremer Belastung Werte von 120 l/min zu erreichen.

Von dem jeweils inspirierten Luftvolumen gelangt normalerweise nur ein Anteil von 70% in den Alveolarraum. Der restliche Volumenanteil von 30% bleibt im Raum der zuleitenden Atemwege, der wegen der fehlenden Möglichkeit zum Gasaustausch als anatomischer *Totraum* charakterisiert wird. Wenn unter pathologischen Bedingungen ein Teil der Alveolen zwar belüftet, aber nicht durchblutet wird, so wird dadurch das Volumen des funktionellen Totraumes vergrößert. Entsprechend der Unterteilung des gesamten Lungenraumes in den Alveolarraum und den Totraum verteilt sich auch das Atemzeitvolumen auf diese beiden Räume: *Atemzeitvolumen = alveoläre Ventilation + Totraumventilation.* Von dem bei ruhiger Atmung ventilierten Atemzeitvolumen von 7 l/min entfallen etwa 5 l/min auf die alveoläre Ventilation und 2 l/min auf die Totraumventilation.

Die Bezeichnung „Totraum" bezieht sich allein auf die fehlende Möglichkeit zum Austausch der Atemgase. In anderer Hinsicht erfüllt der anatomische Totraum wichtige Hilfsfunktionen für die Atmung. Er dient der Ventilationsförderung sowie der Reinigung, Erwärmung und Befeuchtung der Inspirationsluft.

Die *Ventilationsförderung* besteht darin, daß unter dem Einfluß des Sympathikus die Bronchien inspiratorisch erweitert werden. Diese Erweiterung führt zu einer Herabsetzung des Strömungswiderstandes. In der Exspirationsphase dagegen kommt es durch Aktivierung des Parasympathikus zu einer Bronchokonstriktion, wenn der größte Teil des Gasvolumens aus den nachgeschalteten Räumen den jeweiligen Bronchialabschnitt passiert hat.

An der *Reinigung* der Inspirationsluft ist neben den Schleimhäuten des Nasen-Rachenraumes das Respirationsepithel der zuleitenden Atemwege beteiligt. Schleim und kleine abgefangene Partikel werden durch die rhythmische Bewegung der Flimmerhaare in Richtung auf den Rachen abtransportiert.

Die *Befeuchtung* der Inspirationsluft findet bereits zum überwiegenden Teil im Nasen-Rachen-Raum statt. Das ausgeatmete Gasgemisch ist zu 100% mit Wasserdampf gesättigt.

Die *Erwärmung* der Inspirationsluft erfolgt ebenfalls vorwiegend im oberen Teil der zuleitenden Atemwege. Die Zeitdauer der Einatmung reicht ingesamt für einen weitgehenden Angleich an die Körpertemperatur aus. Daher weist das ausgeatmete Gasgemisch in der Regel eine Temperatur von 37 °C auf.

2. Atmungswiderstände

Bei den Atemexkursionen hat die Muskulatur eine Reihe von Widerständen zu überwinden. Da diese Widerstände unter pathologischen Bedingungen häufig erhöht sind, spielt ihre Erfassung in der Lungenfunktionsdiagnostik eine wichtige Rolle. Grundsätzlich unterscheidet man dabei die elastischen und die viskösen Atmungswiderstände.

Elastische Widerstände treten bei der Dehnung von Lunge und Thorax sowie bei der Vergrößerung der Alveolen gegen ihre Oberflächenspannung auf. Bei der Inspiration werden die *elastischen Fasern* der Lunge angespannt. Jede Faser verhält sich dabei wie eine mäßig gedehnte Feder, deren Längenänderung der einwirkenden Kraft proportional ist. Im Bereich der normalen Atmungsexkursionen setzen also die elastischen Fasern des Lungengewebes der Thoraxerweiterung einen konstanten elastischen Widerstand entgegen.

Noch stärker fällt die zweite Komponente der elastischen Widerstände, die *Oberflächenspannung* der Alveolen, ins Gewicht. Bekanntlich werden an jeder Grenzfläche zwischen Luft und Flüssigkeit intermolekulare Anziehungskräfte wirksam, die die Tendenz haben, die Oberfläche zu verkleinern. Jede der vielen Alveolen hat infolge ihrer Oberflächenspannung das Bestreben sich zusammenzuziehen und trägt auf diese Weise zum Retraktionsbestreben der gesamten Lunge bei. Allerdings ist dieser Effekt nicht so groß, wie man dies bei einer wäßrigen Grenzschicht erwarten würde. Die Oberflächenspannung wird nämlich durch die Anwesenheit von oberflächenaktiven Substanzen (Surfactants) im alveolären Flüssigkeitsfilm herabgesetzt. Die Surfactants, zu denen insbesondere Lecithin-Derivate gehören, werden von den alveolären Oberflächenzellen gebildet.

Das Retraktionsbestreben der Lunge kommt in der Druckdifferenz zwischen dem Interpleuralspalt und dem Außenraum zum Ausdruck (s. Abb. 3). Diese Druckdifferenz, die verkürzt als *intrapleuraler Druck* bezeichnet wird, nimmt bei ruhiger Atmung von minus 3 bis 5 cm H_2O am Ende der Exspiration auf minus 6 bis 8 cm H_2O am Ende der Inspiration zu. Zur Quantifizierung des elastischen Gesamtwiderstandes verwendet man in der Lungenfunktionsdiagnostik seinen reziproken Wert, der als Compliance bezeichnet wird. Die *statische Compliance* der Lunge ist definiert als die Änderung des Lungenvolumens, die durch eine bestimmte Abnahme des intrapleuralen Druckes bewirkt wird:

$$\text{Compliance} = -\frac{\Delta V}{\Delta P_{Pleu}}.$$

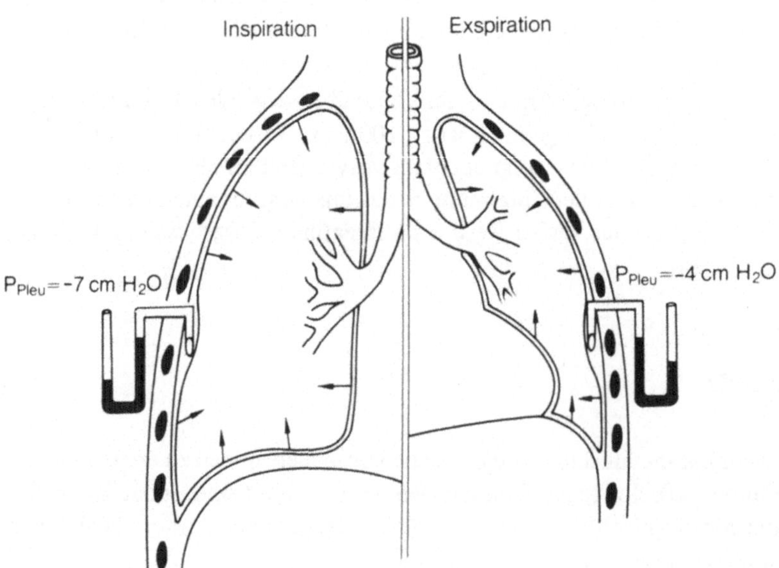

Abb. 3. Erläuterung zur Erzeugung des „intrapleuralen Druckes“ P_{Pleu} durch das Retraktionsbestreben der Lunge. Die angegebenen Werte beziehen sich auf das Ende der Inspiration (links) bzw. der Exspiration (rechts) bei Ruheatmung

Diese Größe stellt also ein Maß für die elastische Dehnbarkeit der Lunge dar. Eine Abnahme der Compliance kennzeichnet das Funktionsbild einer *restriktiven Ventilationsstörung.*

Die *viskösen Widerstände*, die sowohl bei der Inspiration als auch bei der Exspiration zu überwinden sind, setzen sich hauptsächlich aus den Strömungswiderständen in den zuleitenden Atemwegen und aus den wesentlich kleineren Gewebswiderständen zusammen. Die Strömung in den Atemwegen, die durch die jeweilige Druckdifferenz zwischen dem Außenraum und den Alveolen bewirkt wird, ist überwiegend laminar. Nur an den Verzweigungsstellen der Bronchien und an pathologisch verengten Stellen treten Wirbelbildungen (Turbulenzen) auf. Für die laminare Luftströmung gilt, ebenso wie für die laminare Flüssig-

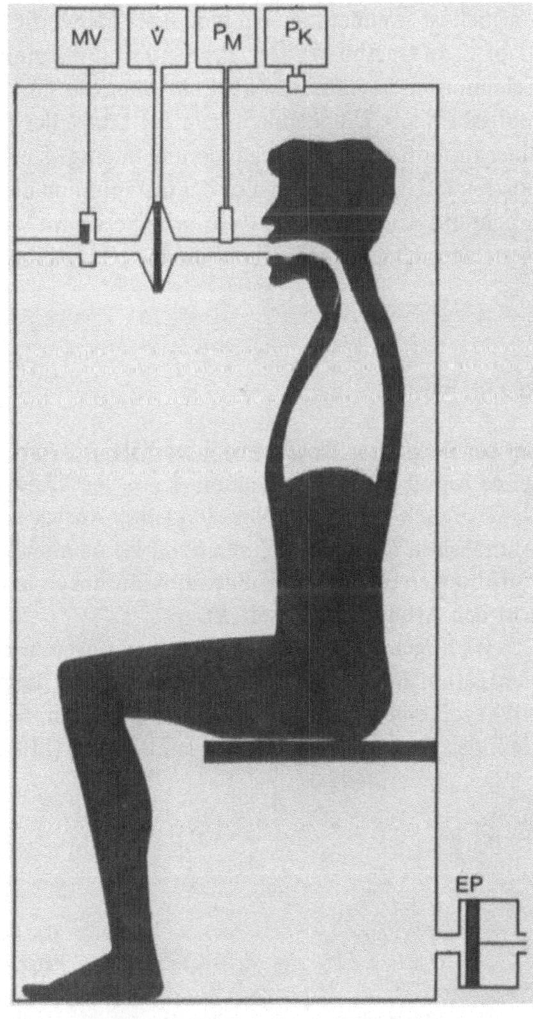

Abb. 4. Körperplethysmograph in schematischer Darstellung. Bei der Resistance-Bestimmung werden die Differenz zwischen Munddruck P_M und Kammerdruck P_K sowie die Atemstromstärke $\dot{V}$ fortlaufend registriert. (MV = Mundverschlußventil, EP = Eichpumpe)

keitsströmung, daß die Stromstärke $\dot{V}$ der treibenden Druckdifferenz ΔP proportional ist:

$$\dot{V} = \frac{\Delta P}{R} \text{ oder } R = \frac{\Delta P}{\dot{V}} .$$

Der Strömungswiderstand R wird in diesem Fall als Atemwegswiderstand oder auch als Resistance bezeichnet. Die *Resistance* ergibt sich also aus der Druckdifferenz zwischen dem Außenraum und den Alveolen, dividiert durch die Atemstromstärke.

In der Lungenfunktionsdiagnostik kommt der quantitativen Bestimmung der Resistance eine erhebliche Bedeutung zu. Dabei muß neben der leicht meßbaren Atemstromstärke die Veränderung des Druckes in den Alveolen fortlaufend erfaßt werden. Da der alveoläre Druck, der auch als intrapulmonaler Druck bezeichnet wird, nicht direkt der Messung zugänglich ist, wendet man ein indirektes Meßverfahren mit Hilfe des Ganzkörperplethysmographen an (s. Abb. 4). Der Proband sitzt in einem abgeschlossenen Raum, ähnlich einer Telephonzelle, und ist nur über ein Atemrohr mit der Außenwelt verbunden. Jede atmungsbedingte Druckänderung in der Lunge des Probanden führt dann in der Kammer zu einer proportionalen Druckänderung in entgegengesetzter Richtung. Bei bekanntem Proportionalitätsfaktor kann also der intrapulmonale Druck auf dem Umweg über den Kammerdruck und damit auch die Resistance bestimmt werden. Eine Zunahme der so gemessenen Resistance ist charakteristisch für eine *obstruktive Ventilationsstörung.*

3. Perfusion

Bei der Diskussion der Perfusionsverhältnisse haben wir davon auszugehen, daß der überwiegende Anteil des Herzzeitvolumens mit der Alveolarluft in Diffusionskontakt tritt und am Gasaustausch teilnimmt. Nur ein kleiner Anteil, beim Gesunden sind es etwa 2%, wird nicht arterialisiert. Dieses sog. *Kurzschlußblut* oder auch Shunt-Blut gelangt mit niedrigen Sauerstoffdrucken und hohen Kohlendioxiddrucken in die arterielle Strombahn und vermindert dort den Arterialisierungseffekt.

Wichtiger als der Absolutwert der Lungendurchblutung ist das Verhältnis von alveolärer Ventilation zur Perfusion $\dot{V}_A/\dot{Q}$. Den Einfluß dieses Verhältnisses auf den Arterialisierungseffekt soll eine schematische Darstellung (Abb. 5) erläutern. Der Normalwert des Lungengesunden für $\dot{V}_A/\dot{Q}$ liegt im Bereich 0,8–1,0 (Mitte der Abbildung). In diesem Fall stellen

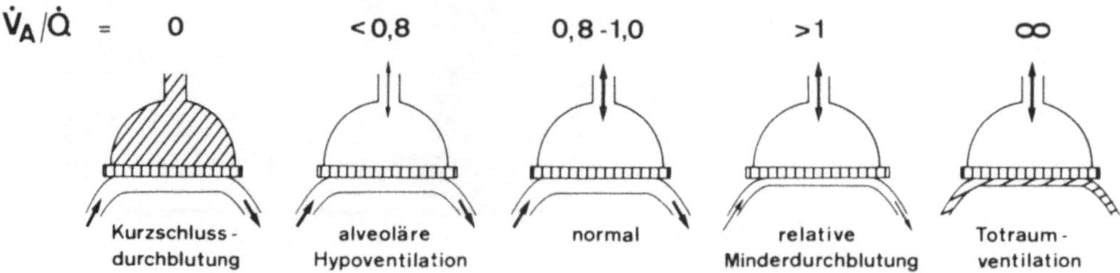

Abb. 5. Schematische Darstellung zur Erläuterung des Einflusses, den das Ventilations-Perfusions-Verhältnis V_A/Q auf den Arterialisierungseffekt ausübt

sich im Alveolarraum (in der Abbildung durch eine einzige Alveole repräsentiert) ein O_2-Druck von 100 mmHg und ein CO_2-Druck von 40 mmHg ein; nach dem Gasaustausch hat auch das Lungenkapillarblut diese Partialdrucke angenommen. Nimmt die Ventilationsgröße bei gleicher Durchblutung ab ($\dot{V}_A/\dot{Q} < 0{,}8$), dann führt die relative Minderbelüftung zu einem Absinken des O_2- und zu einem Anstieg des CO_2-Druckes. Dieser Zustand (links von der Mitte) ist als alveoläre Hypoventilation charakterisiert. Den gleichen Effekt hat eine Perfusionszunahme bei normaler Ventilation. Als Extremfall einer alveolären Hypoventilation kann man den Zustand auffassen, bei dem durchblutete Alveolen überhaupt nicht mehr belüftet werden ($\dot{V}_A/\dot{Q} = 0$). In einem solchen Lungengebiet findet keine Arterialisierung statt; das venöse Blut gelangt unverändert in die arterielle Strombahn, so daß man von einer funktionellen Kurzschlußdurchblutung sprechen kann. Nimmt das Ventilations-Perfusions-Verhältnis über den Normwert hinaus zu ($\dot{V}_A/\dot{Q} > 1$), dann steigt zwar der O_2-Druck entsprechend an; dies hat aber kaum einen Einfluß auf die Sauerstoffbeladung des Kapillarblutes, da schon normalerweise 97% des Hämoglobins mit Sauerstoff gesättigt sind. Ein solcher Zustand der relativen Hyperventilation bzw. der relativen Minderdurchblutung (in der Abbildung rechts von der Mitte dargestellt) wirkt sich also weniger auf die Sauerstoffaufnahme als vielmehr auf die Kohlendioxidabgabe aus. Der Extremfall in dieser Richtung ($\dot{V}_A/\dot{Q} = \infty$) ist gegeben, wenn belüftete Alveolen überhaupt nicht mehr durchblutet werden, wenn also eine alveoläre Totraumventilation vorliegt.

4. Diffusion

Bei Ruheatmung des Gesunden wird in den Alveolen im Mittel ein O_2-Partialdruck von 100 mmHg und ein CO_2-Partialdruck von 40 mmHg aufrechterhalten. Das venöse Blut tritt dagegen mit einem O_2-Partialdruck von 40 mmHg und einem CO_2-Partialdruck von 46 mmHg in die Lungenkapillaren ein. Es bestehen also *Partialdruckdifferenzen* zwischen dem venösen Blut und dem alveolären Gasgemisch, die die treibenden Kräfte für die O_2- und CO_2-Diffusion darstellen. Begünstigt wird der Diffusionsausgleich durch eine große Austauschfläche, die auf 50 bis 80 m^2 geschätzt wird, und einen sehr kleinen Diffusionsweg. Wie Abbildung 6 zeigt, hat der Sauerstoff von den Alveolen durch die sogenannte alveolo-kapilläre Gewebemembran bis in das Innere der vorbeifließenden

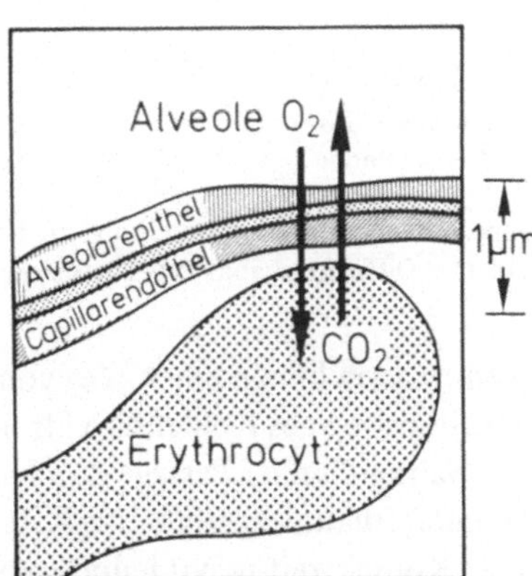

Abb. 6. Diffusionswege für O_2 und CO_2 beim Gasaustausch in der Lunge

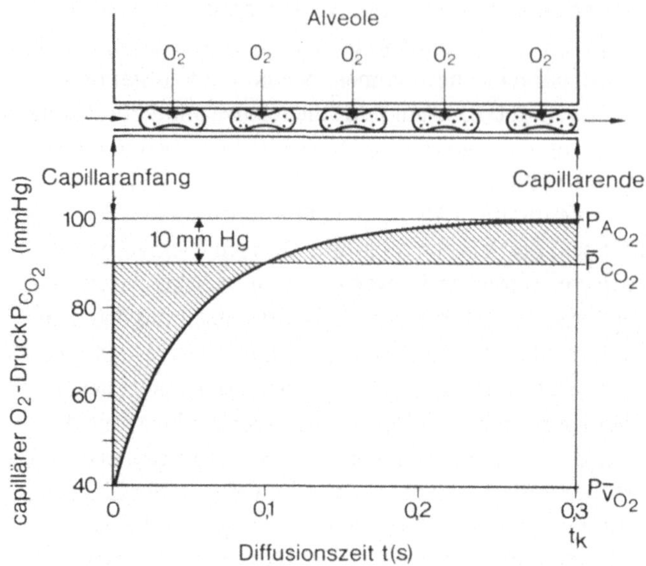

Abb. 7. Zunahme des O_2-Partialdruckes im Erythrocyten während der Passage durch die Lungenkapillare (P_{AO_2} = alveolärer O_2-Partialdruck, $P_{\bar{v}O_2}$ = gemischtvenöser O_2-Partialdruck, P_{cO_2} = kapillärer O_2-Partialdruck, gemittelt über die gesamte Kontaktzeit t_K)

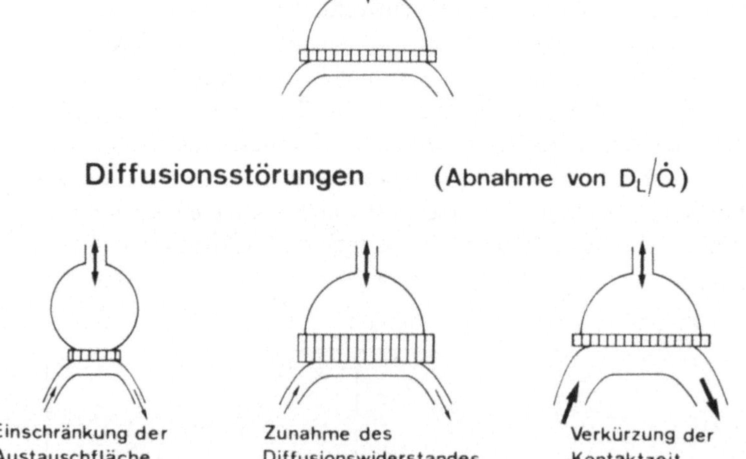

Abb. 8. Schematische Darstellung zur Erläuterung der prinzipiellen Ursachen für Diffusionsstörungen (D_L/Q = Diffusionskapazitäts-Perfusions-Verhältnis)

Erythrocyten hinein einen Weg von etwa 1 μm zurückzulegen. Entsprechend kurz ist der Diffusionsweg des Kohlendioxids in umgekehrter Richtung.

Während seiner Passage durch die Lungenkapillare steht der einzelne Erythrocyt nur für eine verhältnismäßig kurze Zeit von 0,3 s mit dem Alveolarraum in Diffusionskontakt. Diese Kontaktzeit reicht jedoch aus, um die Gaspartialdrucke im Blut denen der Alveolen praktisch vollständig anzugleichen. Am Beispiel des Sauerstoffes zeigt Abbildung 7 wie dieser Angleich des venösen Partialdruckes an den alveolären Wert zuerst schnell und dann zunehmend langsamer erfolgt. Das Blut, das mit einem O_2-Partialdruck von 40 mmHg in die Kapillare eintritt, verläßt diese mit einem O_2-Partialdruck von 100 mmHg. Noch schneller erfolgt der Angleich des CO_2-Partialdruckes an den alveolären Wert von 40 mmHg.

Als Maß für die Diffusionsfähigkeit der Lunge dient die sog. *O_2-Diffusionskapazität.* Das ist diejenige Sauerstoffmenge, die pro Minute und je mmHg mittlerer Druckdifferenz zwischen Alveole und Kapillarinnerem vom Blut aufgenommen wird. Der Normwert für die O_2-Diffusionskapazität liegt bei 30 ml · min^{-1} · $mmHg^{-1}$.

Ähnlich wie die Wirksamkeit der Ventilation nur in Abhängigkeit von der zugeordneten Durchblutung beurteilt werden kann, muß auch die O_2-Diffusionskapazität jeweils auf die Perfusionsgröße bezogen werden. Entscheidend für den Austauscheffekt ist also das O_2-Diffusionskapazitäts-Perfusions-Verhältnis $D_L/\dot{Q}$. Eine Abnahme dieses Verhältnisses wird als *Diffusionsstörung* gekennzeichnet. Es kann sich dabei, wie in Abbildung 8 schematisch dargestellt, um eine Einschränkung der Austauschfläche oder um eine Zunahme des Diffusionswiderstandes in der alveolokapillären Membran oder schließlich um eine Verkürzung der Kontaktzeit infolge Durchblutungssteigerung handeln.

5. Distribution

Eine wesentliche Bedeutung für den Arterialisierungseffekt kommt schließlich den funktionellen Inhomogenitäten in der Lunge zu. Schon beim Gesunden, in besonderem Maße aber beim Lungenkranken, findet man eine ungleichmäßige Verteilung von Ventilation, Perfusion und Diffusion auf die verschiedenen Lungenabschnitte. Diese *Inhomogenitäten*

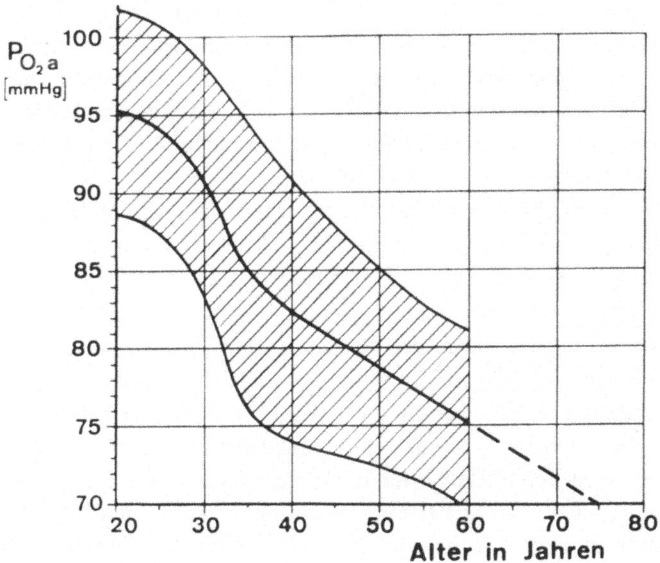

Abb. 9. Abhängigkeit des arteriellen O_2-Partialdruckes vom Lebensalter nach [2]

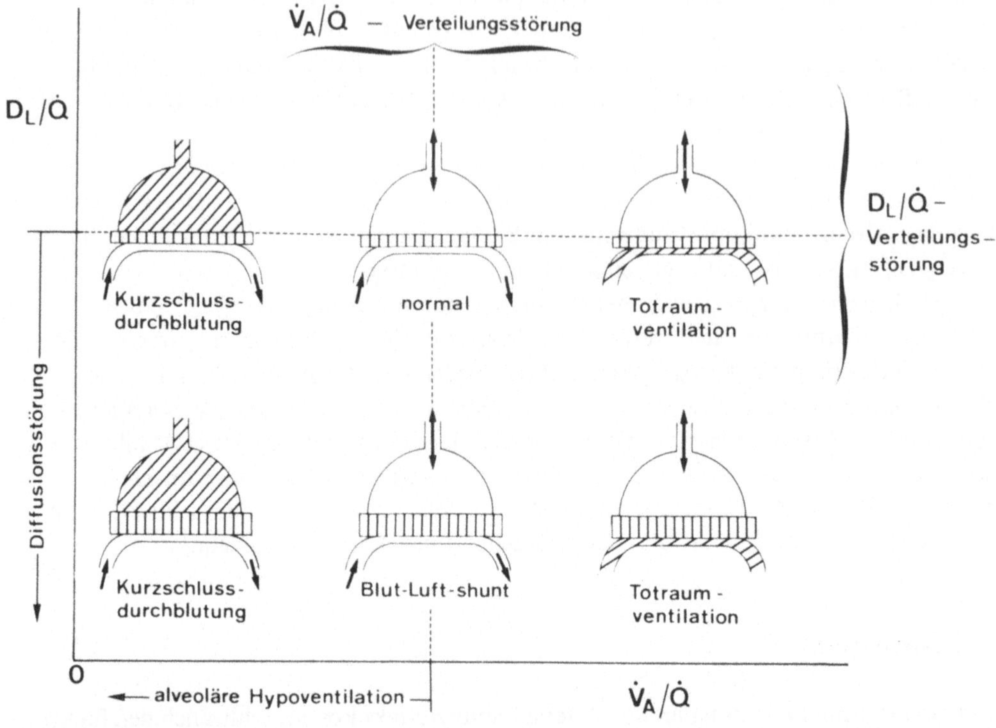

Abb. 10. Arterialisierungsbestimmte Faktoren und Einteilung der Lungenfunktionsstörungen ($\dot{V}_A/\dot{Q}$ Ventilations-Perfusions-Verhältnis, $D_L/\dot{Q}$ Diffusionskapazitäts-Perfusions-Verhältnis)

der Funktionsparameter und die Beimischung von Shunt-Blut sind die Ursache dafür, daß die arteriellen O_2-Partialdruckwerte immer etwas tiefer liegen als die alveolären Werte. Da diese Einflüsse mit dem Alter zunehmen, ist es verständlich, daß eine systematische Abhängigkeit des Arterialisierungsgrades vom Lebensalter besteht (s. Abb. 9). Während der arterielle O_2-Partialdruck des gesunden 20jährigen im Mittel 95 mmHg beträgt, findet man bei 60jährigen nur noch Werte um 75 mmHg. Der arterielle CO_2-Partialdruck verändert sich dagegen mit dem Alter nur wenig.

Unter pathologischen Bedingungen kann der Inhomogenitätseffekt zu einer erheblichen Senkung des arteriellen CO_2-Druckes und in geringerem Maße auch zu einem Anstieg des arteriellen CO_2-Druckes führen. In diesem Fall spricht man von einer pulmonalen *Verteilungsstörung.* Damit gelangen wir zu der in Abbildung 10 schematisch dargestellten Einteilung der Arterialisierungsstörungen. Auf der Abszisse ist das Ventilations-Perfusions-Verhältnis $\dot{V}_A/\dot{Q}$ auf der Ordinate das Diffusionskapazitäts-Perfusionsverhältnis $D_L/\dot{Q}$ aufgetragen. Eine Senkung von $\dot{V}_A/\dot{Q}$ stellt eine alveoläre Hypoventilation dar; eine Abnahme von $D_L/\dot{Q}$ kennzeichnet eine Diffusionsstörung. Sind die beiden Verhältnisse bei normalen Mittelwerten ungleichmäßig über die Lunge verteilt, dann liegt eine $\dot{V}_A/\dot{Q}$- bzw. $D_L/\dot{Q}$-Verteilungsstörung oder in anderer Bezeichnung eine Verteilungsstörung 1. bzw. 2. Art vor. Im Endeffekt führen die vier genannten Funktionsstörungen, die bei Lungenerkrankungen in der Regel miteinander kombiniert vorkommen, alle zu demselben Ergebnis: zu einer verminderten Arterialisierung des Blutes.

Literatur

1. Comrœ JH (1968) Physiologie der Atmung. Schattauer, Stuttgart New York
2. Loew PG, Thews G (1962) Die Altersabhängigkeit des arteriellen Sauerstoffdruckes bei der berufstätigen Bevölkerung. Klin Wschr 40:1093
3. Piiper J (1975) Physiologie der Atmung. In: Gauer OH, Kramer K. Jung R (Hrsg) Physiologie des Menschen, Bd. 6 Atmung. Urban und Schwarzenberg, München Berlin
4. Thews G (1968) Der respiratorische Gaswechsel und seine Teilfunktionen. In: Bopp KPh, Hertle FH (Hrsg) Chronische Bronchitis. Schattauer, Stuttgart New York
5. Thews G (1977) Lungenatmung. In: Schmidt RF, Thews G (Hrsg) Physiologie des Menschen. Springer, Berlin Heidelberg New York
6. Ulmer WT, Reichel G, Nolte D (1976) Die Lungenfunktion. Physiologie und Pathophysiologie. Thieme, Stuttgart

Das extravaskuläre Lungenwasser

U. Finsterer

1. Vorbemerkung

Der interstitielle Raum der Lunge und das extravaskuläre Lungenwasser (EVLW) spielen zusammen mit der Lymphdrainage der Lunge eine entscheidende, wenn nicht sogar die zentrale Rolle in der Pathophysiologie der akuten respiratorischen Insuffizienz. Dem Flüssigkeits- und Stoffaustausch zwischen Intravasalraum und extravaskulärem – extrazellulärem Kompartment in der Lunge ist bisher zuwenig Bedeutung beigemessen worden unter anderem vermutlich deshalb, weil wir in unserem Denken an zu vielen Vorurteilen festgehalten haben:

- So wird z.B. immer wieder festgestellt, das normale Lungengewebe sei „trocken". Das Gegenteil ist der Fall: Auch normales Lungengewebe hat einen höheren Wassergehalt als der Durchschnitt aller Körpergewebe. Tabelle 1 (nach [3]) zeigt Durchschnittsgewichte von normalen menschlichen Lungen post mortem und Lungen von Patienten, die mit unbehandeltem Lungenödem verstarben. Das Feuchtgewicht der normalen Lungen ist fast 700 g, der Blutgehalt etwa 200 g, das blutfreie Feuchtgewicht demnach etwa 500 g, das blutfreie Trockengewicht etwa 100 g. Somit beträgt das extravaskuläre Lungenwasser etwa 400 g. Auf ein Gramm trockenes Lungengewebe kommen vier Gramm extravaskuläres Wasser, entsprechend einem Wassergehalt der blutfreien Lunge von 80% gegenüber 60% Gesamtköperwasser. Beim Lungenödem ist das EVLW bezogen auf das blutfreie Trockengewicht etwa verdoppelt, d.h. hier kommen auf ein Gramm trockenes Lungengewebe etwa 7,5 Gramm Wasser.
- Das Vorurteil, die normale Lunge sei „trocken", wird häufig begründet mit einem weiteren falschen Argument, nämlich dem, es bestehe normalerweise in den Lungenkapillaren keine Netto-Auswärtsfiltration, da ja der kolloidosmotische Druck der Plasmaproteine den mittleren hydrostatischen Druck in den Lungenkapillaren übertreffe. Hierbei werden die perivaskulären Faktoren außer acht gelassen.

Tabelle 1. Gewicht normaler und ödematöser Lungen (nach [3])

Menschliche Lunge (Gewicht in Gramm)	Normal post mortem	Akutes Oedem
Feuchtgewicht	672	1642
Trockengewicht	129	216
Blutgehalt	195	342
Blutfreies Feuchtgewicht	477	1300
Blutfreies Trockengewicht	94	154
Extravaskuläres Lungenwasser (EVLW)	383	1145
EVLW/Trockengewicht	4.0	7.4

– Auch die Rolle des pulmonalen Lymphsystems wird von uns bisher erheblich unterschätzt. Es wird übersehen, daß das Lungeninterstitium feucht, aber nicht überflutet ist, und daß dank der Lymphdrainage die Menge an interstitiellem Wasser und Protein relativ konstant bleibt, auch wenn sich die Flüsse für Wasser und Protein durch das Lungeninterstitium vervielfachen [4].

Generell gilt:

– Jede Körperkapillare, auch die Lungenkapillare, verliert ständig Wasser und Protein.
– Dies wird dem Kreislauf über Lymphdrainage wieder zugeführt.
– Interstitielles Ödem bedeutet immer ein Mißverhältnis zwischen kapillärer Filtration und Lymphdrainage.
– Der Lymphfluß kann in weiten Bereichen schwanken, und die Menge der interstitiellen Flüssigkeit damit konstant gehalten werden. Das pulmonale Lymphsystem funktioniert demnach wie eine Absaugpumpe, die in einem Gefäß, in diesem Falle dem interstitiellen Raum der Lunge, bei unterschiedlichen Zuflüssen einen konstanten Flüssigkeitsspiegel hält [4].

2. Anatomie des Lungeninterstitiums

Der extravaskuläre – extrazelluläre Raum der Lunge besteht aus zwei Komponenten, nämlich dem alveolären Gasraum und dem eigentlichen Interstitium, die getrennt sind durch das Alveolarepithel, das eine sehr dichte Struktur hat und normalerweise für alle hydro philen Stoffe außer Wasser selbst praktisch impermeabel ist. Dies ist eine Besonderheit der Lunge, daß der Gasraum potentiell ein Teil des extrazellulären Raumes ist, und sie ist der Grund dafür, warum das Lungenödem im Gegensatz zum Ödem anderer Gewebe und Organe funktionell so verheerende Folgen haben muß. Das Lungeninterstitium zerfällt in zwei Komponenten, nämlich einerseits in das lockere interlobuläre, perivaskuläre, peribronchiale und subpleurale Bindegewebe und andererseits in das Alveolarwandinterstitium. Beide Komponenten, also lockeres Bindegewebe und Alveolarwandinterstitium kommunizieren natürlich miteinander, haben aber offenbar eine unterschiedliche Compliance und werden daher im zeitlichen Ablauf eines Lungenödems nacheinander gefüllt. Es ist interessant, daß im Gegensatz zu den gravitationsbedingten vertikalen Differenzen für Belüftung und Durchblutung der Lunge normalerweise die interstitielle Flüssigkeit gleichmäßig über abhängige und nicht abhängige Lungenpartien verteilt ist, was vermutlich mit der guten Lymphdrainage des Lungeninterstitiums zusammenhängt [3].

Lymphgefäße finden sich in der Lunge im wesentlichen im lockeren Bindegewebe, sie verschwinden auf der Ebene der Bronchioli respiratorii. In der Alveolarwand selbst finden sich keine Lymphgefäße. Dieselben sind aktiv kontraktil, besitzen Klappen, können bei chronischer Belastung hypertrophieren und sind beim interstitiellen Ödem dilatiert.

Wie Abb. 1 zeigt, wird das Interstitium der Lunge von zwei Membranen begrenzt, dem Kapillarendothel und dem Alveolarepithel. Für beide werden Poren unterschiedlicher Größe und Wertigkeit postuliert. Wasser und gelöste Moleküle können prinzipiell drei Wege wählen, um eine Membran zu durchschreiten, nämlich einerseits „kleine Poren", d.h. intrazelluläre Kanälchen von 4 bis 5 Å Radius. Diese erlauben im wesentlichen eine Wasserdiffusion, hemmen aber die Bewegung gelöster Moleküle auf Grund deren Größe (z.B. Glukose) oder La-

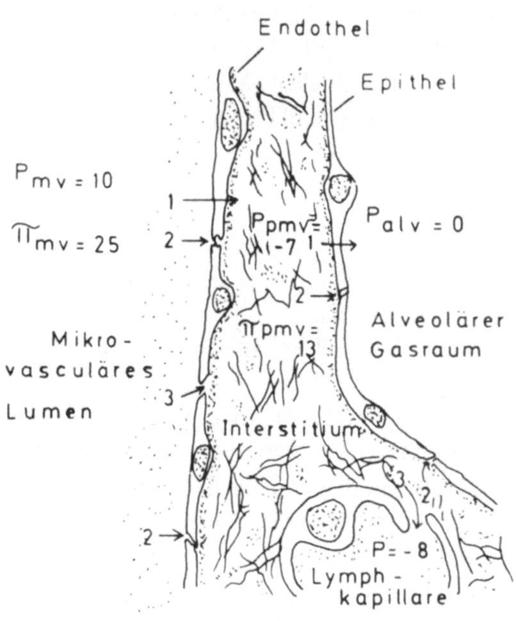

1 = kl. Poren 2 = gr. Poren 3 = interzell. Spalten

Abb. 1. Schema des Lungeninterstitiums mit mikrovaskulären und perimikrovaskulären Drucken (nach [3])

dung (z.B. Na^+), zum zweiten „große Poren", wobei auf Grund theoretischer Modelle an der Kapillarmembran mindestens zwei Populationen dieser Poren vermutet werden, nämlich eine zahlenmäßig große Population mit einem Radius mit etwa 20 Å, die von Proteinmolekülen nicht passiert werden kann, und eine zahlenmäßig kleine Population mit einem Radius von etwa 125 Å, die Proteinmoleküle bedingt passieren können. Schließlich existieren zum dritten interzelluläre Spalten oder nichtselektive „Lecks" mit einem Radius über 1000 Å, die sicherlich an Lymphgefäßen und vereinzelt auch an Kapillarmembranen vorkommen, an der Alveolarmembran normalerweise aber sicher nicht.

Es erhebt sich die Frage nach der Zusammensetzung der interstitiellen Flüssigkeit, die in der Lunge bisher nicht gewonnen und analysiert werden konnte. Dabei bleibt auch offen, ob die interstitielle Flüssigkeit überhaupt homogen ist. Würde man sich nämlich das Interstitium wie ein Gelee vorstellen, das von kollagenen Fibrillen durchzogen ist, so könnten die kleinmolekularen Substanzen gleichmäßig im Gel verteilt sein, während die Proteinmoleküle nach Austritt aus den interzellulären Spalten der Kapillarwand inhomogen verteilt entlang der kollagenen Fasern zu den Lymphgefäßen wandern könnten. In Ermangelung interstitieller Flüssigkeit für Analysezwecke geht man davon aus, daß interstitielle Flüssigkeit und Lymphe, die man durch Kanülierung großer Organlymphstämme gewinnen kann, identisch sind [3, 4]. Hält man diese Extrapolation für legitim, so wären die Konzentrationen kleinmolekularer Stoffe im Plasma und in der interstitiellen Flüssigkeit absolut identisch, während die Proteinkonzentrationen in der Lungenlymphe, und damit vermutlich auch im Lungeninterstitium, 50–80% der Plasmakonzentrationen betragen. Dabei ist die Lymph-

Plasma-Relation für das kleinmolekulare Albumin beim Schaf z.B. 80–90%, für Globuline etwa 50% und für das großmolekulare Fibrinogen etwa 25%, wodurch die Theorie der Siebung der Plasmaproteine durch Poren wesentlich gestützt wird [3].

3. Starlings Gleichung

Betrachten wir den Stoffaustausch an der Wand der Lungenkapillare, d.h. den Übertritt von Wasser und gelösten Stoffen von Plasma in das Lungeninterstitium, so gilt das Starlingsche Gesetz (Tabelle 2), das allgemein besagt: *Flüssigkeitstransport = Leitfähigkeit* x *treibender Druck.*

Tabelle 2. Starlings Gleichung

$Q_f = K_f\,[(P_{mv} - P_{pmv} - \sigma\,(\pi_{mv} - \pi_{pmv})]$

Q_f:	transvaskulärer Netto-Flüssigkeitstransport in ml/h × 100 g Lungen-Feucht-Gewicht (LFG)
K_f:	transvaskulärer Filtrationskoeffizient, z.B. 0,5 ml/h × cm H_2O × 100 g LFG
σ:	Reflexionskoeffizient für Plasmaproteine, z.B. 1.0
P_{mv}:	mittl. pulmokapillärer Druck, z.B. 10 torr = 13.6 cm H_2O
P_{pmv}:	mittl. perikapillärer Druck, z.B. –7 torr = –9.5 cm H_2O
π_{mv}:	kolloidosmotischer Druck im Plasma, z.B. 25 torr = 34 cm H_2O
π_{pmv}:	mittl. kolloidosmotischer Druck perikapillär, z.B. 12.5 torr = 17 cm H_2O

$Q_f = 0.5\,[13.6 - (-9.5) - 1.0\,(34 - 17)] = 3.05$ ml/h × 100 g LFG

Die Leitfähigkeit der Membran wird determiniert durch den Filtrationskoeffizienten K_f und den Reflektionskoeffizienten σ, während in den treibenden Druck vier verschiedene Drucke eingehen, nämlich der intravaskuläre hydrostatische Druck (Pmv), der interstitielle hydrostatische Druck (Ppmv), der kolloidosmotische Druck im Plasma (πmv) und der kolloidosmotische Druck perivaskulär (πpmv). Von diesen können wir eigentlich nur den kolloidosmotischen Druck der Plasmaproteine mit ausreichender Sicherheit bestimmen. Trotzdem lohnt sich, mit den entsprechenden Vorbehalten, eine grobquantitative Betrachtung der Starlingschen Gleichung. Sie besagt im Einzelnen: Der transvaskuläre Flüssigkeitstransport $\dot{Q}_f$ ist gleich dem Filtrationskoeffizienten K_f multipliziert mit der Differenz aus transmuralem hydrostatischen und transmuralem kolloidosmotischen Druck. Dabei geht noch σ, der Reflexionskoeffizient der Plasmaproteine an der Kapillarwand, in die Gleichung ein.

Der Filtrationskoeffizient der Kapillarmembranen in der Lunge läßt sich am intakten Organismus nicht bestimmen. Er wurde an isolierten Lungen zu etwa 0,5 ml/h pro cm H_2O effektiven Filtrationsdrucks und 100 g Lungenfeuchtgewicht kalkuliert [3], d.h. in 100 g feuchter Lunge werden pro Stunde für jeden Zentimeter Wassersäule treibenden Drucks 0,5 ml Filtrat abgepreßt, ein verschwindend kleiner Wert, möchte man meinen. Der Reflexionskoeffizient kann aufgefaßt werden als ein Maß für die Effektivität einer Membran, den Fluß eines gelösten Stoffes im Verhältnis zum Wasserfluß zu verhindern. Ein $\sigma = 0$ würde bedeuten, daß der gelöste Stoff frei permeabel ist, d.h., daß an beiden Seiten der Membran gleiche Konzentrationen herrschen. Ein $\sigma = 1$ bedeutet dagegen, daß die Membran den gelösten Stoff absolut nicht durchtreten läßt oder komplett reflektiert. Für Proteine wird in den Lungenkapillaren allgemein $\sigma = 1$ angenommen, obwohl dies streng genommen nicht stimmen kann, da, wie wir gesehen haben, auch jenseits der Kapillarmembran Proteine vorhanden sind; allerdings ist die Abweichung des σ von 1 nur sehr gering.

Über den mittleren pulmokapillären Druck (Pmv) herrscht ebenfalls Unsicherheit, da man auch diesen nicht direkt messen kann, und da er mit der Höhe der Lunge in Relation zum linken Vorhof schwankt. Immerhin scheint 10 mm Hg, entsprechend 13,6 cm Wassersäule, ein realistischer Mittelwert zu sein. Die Frage des perikapillären Drucks (Ppmv) und damit des interstitiellen Drucks im Lungengewebe ist noch weit unsicherer zu beantworten. Allgemein herrscht die Meinung vor, die Drucke seien um etliche Torr subatmosphärisch, was mit den elastischen Zugkräften der Lunge und den Oberflächenkräften in den Alveolen in Zusammenhang gebracht wird. Ein mittlerer interstitieller Druck von –7 mm Hg, entsprechend –9,5 cm H_2O liegt im Bereiche dessen, was allgemein vermutet wird [3]. Der kolloidosmotische Druck im Plasma (πmv) ist vergleichsweise leicht zu bestimmen, der kolloidosmotische Druck perikapillär (πpmv) könnte, wie angedeutet, muß aber nicht, dem kolloidosmotischen Druck der Lymphe entsprechen. In unserem Rechenbeispiel (Tabelle 2) wollen wir die Proteinkonzentration perikapillär und damit in etwa auch den kolloidosmotischen Druck mit 50% der intravaskulären Werte ansetzen. Damit ergäbe sich aus der Starlingschen Gleichung ein effektiver treibender Druck über die Kapillarmembran in der Lunge von etwa 6 cm H_2O und eine kapilläre Filtration von etwa 3 ml/h × 100 g Lungenfeuchtgewicht, entsprechend einer Filtration von etwa 20 ml/h für die menschliche Lunge (700 g) unter Ruhebedingungen. Dies ist ein Wert, der von Staub, wohl einem der besten Kenner des pulmonalen Lymphflußes, auf Grund von Langzeitmessungen beim Schaf für den Menschen extrapoliert wurde [3, 4].

Ein pulmonaler Lymphfluß von 20 ml/h erscheint auf den ersten Blick quantitativ nicht ins Gewicht zu fallen, immerhin würde dies aber bei kompletter Lymphobstruktion etwa eine Verdoppelung des interstitiellen Lungenwassers in 24 Stunden bedeuten, ein Umstand, der z.B. bei Lungentransplantation eine große Rolle spielt. Zudem wollen wir jetzt zwei Situationen betrachten, die kapilläre Filtration und pulmonalen Lymphfluß massiv erhöhen können, häufig zum Lungenödem führen und uns allen aus dem klinischen Alltag nur allzu gut bekannt sind, nämlich einerseits die Erhöhung des pulmokapillären Drucks und andererseits die Zunahme der Permeabilität der Lungenkapillaren.

4. Lungenödem

4.1. Hämodynamisch: Erdmann et al. [2] erzeugten bei wachen Schafen mit chronischer Kanülierung des pulmonalen Lymphganges eine isolierte Erhöhung des pulmokapillären Druckes von etwa 15 auf 30 cm H_2O und mehr mittels Aufblasen eines Ballons im linken Vorhof. Dabei nahm der pulmonale Lymphfluß zu, und die Lymphkonzentration von Albumin und Globulin erniedrigte sich deutlich. Der pulmonale Lymphfluß stieg mit Erhöhung des pulmokapillären Drucks etwa linear an. Wie Abbildung 2 zeigt, nahm der kolloidosmotische Druck der Lymphe und damit vermutlich auch der interstitielle kolloidosmotische Druck mit Erhöhung des pulmokapillären Drucks linear ab, so daß die Differenz zwischen vaskulärem und perivaskulärem kolloidosmotischen Druck oder der transmurale kolloidosmotische Druck mit Anstieg des pulmokapillären Drucks zunahm. Dies bedeutet, daß mit Zunahme des Druckes in den Lungenkapillaren relativ mehr Wasser als Protein abgepreßt wird und die Proteine aus dem Lungeninterstitium vermehrt ausgewaschen werden. In Abbildung 3 ist die Änderung des von uns theoretisch akzeptierten transmuralen kolloidosmoti-

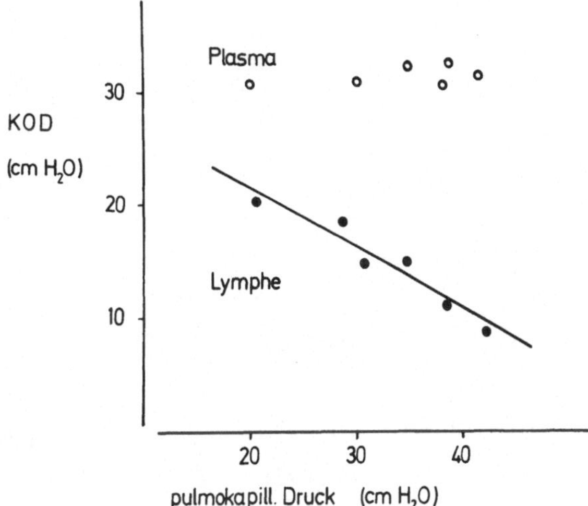

Abb. 2. Abnahme des kolloidosmotischen Druckes in der Lungenlymphe bei Steigerung des pulmokapillären Drucks bei Schafen durch Aufblasen eines Ballons im linken Vorhof (nach [2])

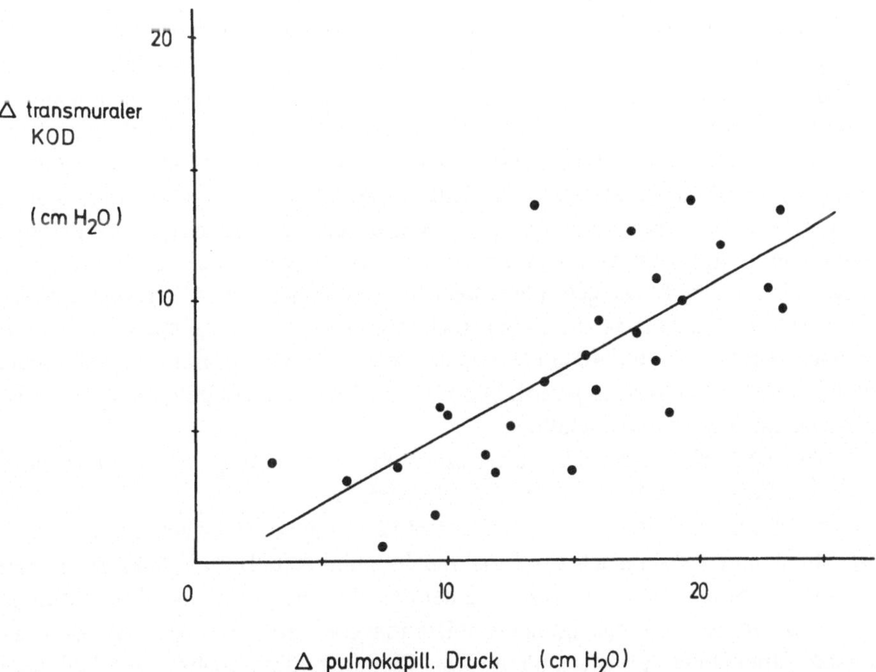

Abb. 3. Protokoll wie in Abb. 2. Die Differenz von intravasalem und interstitiellem kolloidosmotischen Druck (transmuraler kolloidosmotischer Druck) nimmt bei reiner Steigerung des pulmokapillären Drucks durch Auswaschung der Proteine aus dem Lungeninterstitium zu (nach [2])

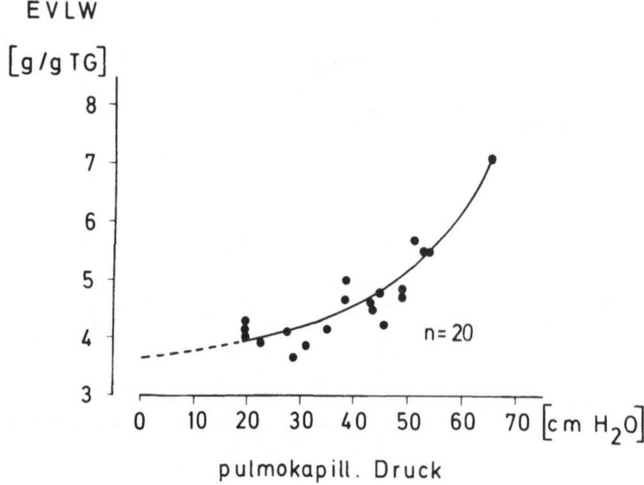

Abb. 4. Extravaskuläres Lungenwasser in Abhängigkeit vom pulmokapillären Druck bei wachen Schafen (nach [2])

schen Drucks gegen Änderungen des pulmokapillären Drucks aufgetragen, und die gefundene Beziehung hat eine Steigung von etwa 0,5, d.h., beim Anstieg des pulmokapillären Drucks um einen bestimmten Betrag steigt der transmurale kolloidosmotische Druck um etwa die Hälfte dieses Betrages an. Da letzterer nun nach der Starlingschen Gleichung bezüglich der Filtration dem transmuralen hydrostatischen Druck entgegen wirkt, steigt der effektive Filtrationsdruck immer nur um die Hälfte der Zunahme des intravaskulären Drucks an. Mit anderen Worten wird der Effekt der Steigerung des mikrovaskulären Drucks auf die Filtration etwa zur Hälfte neutralisiert oder aufgehoben durch die zunehmende Auswaschung der Proteine aus dem Interstitium. Dieser protektive Effekt geht natürlich bei immer weiter steigenden Filtrationsraten dann zu Ende, wenn die Proteinkonzentration im Lungeninterstitium ein Minimum erreicht hat. Abbildung 4 zeigt aus denselben Versuchen (mit isolierter Erhöhung des pulmokapillären Drucks bei Schafen) das Verhalten des extravaskulären Lungenwassers in Gramm pro Gramm Trockengewicht im Verhältnis zum pulmokapillärem Druck. Die gefundene Beziehung entspricht einer Hyperbel, die besagt, daß das EVLW minimal etwas unter 4 g pro Gramm trockenen Lungengewebes liegt, daß es im Bereich zwischen 15 und 40 cm H_2O pulmokapillären Drucks nur minimal, darüber hinaus aber zunehmend stärker zunimmt. Das EVLW wird bei einem pulmokapillärem Druck von etwa 80 cm Wassersäule unendlich.

Wichtig ist also, daß bei isolierter Zunahme des pulmokapillären Drucks das EVLW in weiteren Bereichen nahezu konstant bleibt, verursacht

a) durch Zunahme der pulmonalen Lymphflüsse um ein Mehrfaches und
b) durch eine im Vergleich zur Zunahme des pulmokapillären Drucks geringere Zunahme der Filtration durch Auswaschung der Proteine aus dem Lungeninterstitium.

Letzteres ist nur möglich, da der Filtrationskoeffizient K_f über weite Bereiche des pulmokapillären Drucks konstant bleibt. Eine Dehnung oder Zunahme der Zahl der Poren der Kapillarmembran tritt also offenbar bei Druckerhöhung nicht auf. Lungenödem entsteht nur dann, wenn die oben genannten Kompensationsmechanismen, also gesteigerter Lymphfluß und Auswaschung der Proteine aus dem Lungeninterstitium, erschöpft sind.

4.2. Kapilläres Leck: Ganz anders liegen die Verhältnisse beim kapillärem Leck. Brigham et al. [1] untersuchten den Effekt der intravenösen Injektion von Pseudomonas aeruginosa beim wachen Schaf. Bei nur mäßigem Anstieg des pulmokapillären Drucks kommt es nach Erreichen eines neuen steady state zu einem zehnfach gesteigerten Lymphfluß bei unveränderten Konzentrationen von Albumin und Globulin in der Lymphe. Die kapilläre Filtration von Wasser und Protein ist also offenbar gigantisch gesteigert, verursacht durch eine gesteigerte Permeabilität mit Erhöhung von K_f und Reduktion von σ durch Zunahme der Porengröße oder deren Zahl. Allerdings haben wir uns über das Ausmaß der morphologischen Veränderungen der Membran bisher möglicherweise falsche Vorstellungen gemacht: Nach einem Computermodell von Staub [3] würde schon eine Verdoppelung der Population der „kleinen Poren" und eine gleichzeitige Erweiterung der größeren von 125 auf 150 Å Radius ausreichen, um diese enorme Zunahme der transkapillären Filtration zu ermöglichen. Auch beim kapillären Leck ist der gesteigerte Lymphfluß die Kompensation gegen das drohende Lungenödem. Die Filtration ist aber im Verhältnis zum pulmokapillären Druck sehr hoch, bedingt durch einen erhöhten Filtrationskoeffizienten (K_f) und einen unveränderten oder gar aufgehobenen kolloidosmotischen Druckgradienten ($\pi mv - \pi pmv$), und das Lungenödem ist auch bei normalen pulmokapillären Drucken nahezu unausbleiblich.

5. Zeitlicher Ablauf des Lungenödems

Wie Tabelle 3 zeigt, steht am Anfang jeden Lungenödems die vermehrte kapilläre Filtration, die einen gesteigerten pulmonalen Lymphfluß zur Folge hat. Dabei kann offenbar der

Tabelle 3. Zeitlicher Ablauf des Lungenödems

A.	Gesteigerter pulmonaler Lymphfluß
B.	Ödem im perivaskulär-peribronchialen Interstitium
C.	Ödem im Alveolarwandinterstitium
D.	Intraalveoläres Ödem

Lymphfluß um ein Vielfaches gesteigert werden, ohne daß das EVLW nennenswert zunimmt. Erst wenn die Kapazität dieser Absaugpumpe überlaufen wird, tritt ein interstitielles Ödem auf. Was ist der limitierende Faktor für die Steigerung des pulmokapillären Lymphflusses? Sind es die extrathorakalen Lymphstämme oder ist es ein „steal"-Phänomen, das dadurch zustande kommt, daß bei plötzlicher Überflutung der Alveolen der Zufluß zu den Lymphgefäßen limitiert ist? Diese Frage bleibt noch zu klären. Das interstitielle Ödem der Lunge geht dem alveolären Ödem voraus. Das EVLW muß vermutlich um rund 50% zunehmen, bevor die Alveolen geflutet werden. Das interstitielle Ödem beginnt im lockeren perivaskulären und peribronchialen Bindegewebe und erfaßt, vermutlich wegen unterschiedlicher Compliance, erst spät das Alveolarwandinterstitium. Das Alveolarepithel ist sehr fest und setzt dem Überlaufen von Wasser und Protein vom Interstitium in die Alveolen lange Widerstand entgegen. Auch die Ursachen für das schließliche Durchbrechen der Alveolarmembran sind noch nicht hinreichend geklärt.

Zusammenfassung

Interstitieller Raum der Lunge, extravaskuläres Lungenwasser (EVLW) und Entstehung des Lungenödems müssen dynamisch unter dem Aspekt der kapillären Filtration und des pulmonalen Lymphflußes betrachtet werden. Das EVLW macht normalerweise 80% des Lungenfeuchtgewichtes aus. Die kapilläre Filtration unterliegt den Gesetzmäßigkeiten der Starlingschen Gleichung, in die der Filtrationskoeffizient der Kapillarmembran und der Reflexionskoeffizient für Plasmaproteine ebenso wie der transmurale hydrostatische Druck und der transmurale kolloidosmotische Druck eingehen. Der pulmonale Lymphfluß wirkt wie eine Absaugpumpe, die bei unterschiedlichen Zuflüssen die Menge an EVLW konstant zu halten versucht. Beim hämodynamischen Lungenödem ebenso wie beim kapillären Leck steht am Anfang die gesteigerte kapilläre Filtration und der vermehrte pulmonale Lymphfluß. Ist dessen Kapazität überschritten, erfolgt zunächst eine Überflutung des Lungeninterstitiums und erst dann der Alveolen.

Literatur

1. Brigham KL, Woolverton WC, Blake LH, Staub NC (1974) Increased Sheep Lung Vascular Permeability Caused by Pseudomonas Bacteremia. J Clin Invest 54:792
2. Erdmann AJ, Vaughan TR, Brigham KL, Woolverton WC, Staub NC (1975) Effect of Increased Vascular Pressure on Lung Fluid Balance in Unanesthetized Sheep. Circ Res 37:271
3. Staub NC (1974) Pulmonary Edema. Physiol Rev 54:678
4. Staub NC (1974) „State of the Art" Review. Pathogenesis of Pulmonary Edema. Am Rev Resp Dis 109:358

Was ist die akute respiratorische Insuffizienz?

G. Wolff

1. Vorbemerkungen

1.1 Begriffe

Der Ausdruck „akute respiratorische Insuffizienz“ wird für verschiedene Begriffe verwendet. Mit ihnen wollen wir uns zuerst beschäftigen.

Pontoppidan et al. [16] sprechen von „respiratorischer Insuffizienz“, wenn der arterielle Sauerstoffpartialdruck (P_aO_2) tiefer ist als unter Berücksichtigung vom Alter des Patienten, inspiratorischer Sauerstoffkonzentration (F_IO_2) und Barometerdruck zu erwarten wäre (sofern diese Hypoxämie nicht Folge eines intrakardialen Rechts-Links-Shunts ist), und/oder wenn der arterielle Kohlensäurepartialdruck (P_aCO_2) höher ist als 50 mm Hg (sofern diese Hyperkapnie nicht Folge der respiratorischen Korrektur einer metabolischen Alkalose ist). Diesen Begriff, dessen Definition nur auf Blutgaswerten basiert, wollen auch wir im folgenden „respiratorische Insuffizienz“ nennen. Tritt sie im Zusammenhang mit einer akuten Erkrankung oder einem akuten Geschehen neu auf, so nennen wir sie „akute respiratorische Insuffizienz“. Mit akuter respiratorischer Insuffizienz (ARI) bezeichnen wir somit einen akut aufgetretenen funktionellen Mangelzustand. Wir unterstellen damit weder eine bestimmte pathophysiologische Ursache noch eine bestimmte Pathogenese noch ein bestimmtes pathologisch-anatomisches Substrat. In dieser Weise verwendet, steht der Begriff ARI also nicht für eine bestimmte Krankheit, sondern für bestimmte Symptome irgendeiner Krankheit.

Der Ausdruck „akute respiratorische Insuffizienz“ wird aber auch für einen anderen Begriff gesetzt, nämlich für ein bestimmtes klinisches Syndrom. Dieses Syndrom zeigt 1. die Symptome einer akuten respiratorischen Insuffizienz, 2. einen einigermaßen typischen Verlauf und 3. charakteristische pathologisch-anatomische Veränderungen. Das Syndrom wurde zuerst bei Erwachsenen beschrieben, es findet sich aber auch bei Kindern. Trotz mancher Ähnlichkeiten ist es aber nicht identisch mit dem sogenannten „Atemnotsyndrom unreifer Neugeborener“. Es wird im angloamerikanischen Schrifttum treffend als „adult respiratory distress syndrome“ (ARDS) bezeichnet und auf deutsch „akutes Atemnotsyndrom des Erwachsenen“.

Im folgenden wollen wir für dieses Syndrom die Abkürzung des englischen Ausdrucks, also „*ARDS*“ verwenden; zur Bezeichnung der Symptome Hypoxämie und/oder Hyperkapnie sprechen wir von akuter respiratorischer Insuffizienz“, abgekürzt „*ARI*“.

1.2 Zur Entstehung des ARDS

Auslösende Ursachen und Entstehungsmechanismen des ARDS sind nur teilweise bekannt. Die heutigen Vorstellungen sollen vereinfacht zusammengefaßt werden.

Verschiedene Ursachen, wie Trauma, Schock oder Sepsis, können zu dem sogenannten „capillary leak syndrome“ führen: die Lungenkapillaren werden für Plasma durchlässig, ins Interstitium strömt mehr Plasma als über die Lymphdrainage wegbefördert wird; zuerst entsteht ein interstitielles Ödem und bei Übertritt des Plasmas in die Alveolen auch ein alveoläres Ödem. Die erhöhte Membrandurchlässigkeit beim capillary leak syndrome ist Folge von funktionellen und morphologischen Veränderungen der Kapillarwand und setzt weder einen erhöhten Linksvorhofdruck noch einen erniedrigten kolloid-osmotischen Druck des Plasmas voraus; beide Zustände können aber den Plasmaaustritt intensivieren. Häufig findet sich in der initialen Phase auch eine Gerinnungsstörung (Verbrauchskoagulopathie, gelegentlich mit intravasaler Gerinnung), doch wird die kausale Bedeutung der Gerinnungsstörung nach wie vor diskutiert.

Die pathologisch-anatomisch deutlich abgrenzbaren Stadien (erstes exsudatives Stadium gefolgt vom zweiten proliferativen Stadium) charakterisieren auch den klinischen Verlauf. Bei der Entstehung des exsudativen, vor allem aber beim Übergang zum proliferativen Stadium wird meist eine erniedrigte funktionelle Residualkapazität (FRC) beobachtet.

Prinzipiell kann das Syndrom unter weitgehend symptomatischer intensivmedizinischer Behandlung einschließlich Beatmung funktionell und morphologisch ausheilen. Die Behandlungsaussichten im frühen exsudativen Stadium sind sogar recht günstig. Jedoch kann bei zunehmender Fibrose und ausgedehntem Kapillarverlust (proliferatives Stadium) die Beatmungscharakteristik nicht mehr frei gewählt werden, und die Beatmung kann bald nur noch mit „traumatisierend“ hohem Beatmungsdruck durchgeführt werden. In diesem Stadium hat auch die extrakorporale Membranoxygenation (ECMO) die Prognose nicht verbessert. Der Prozeß läuft unbeirrbar weiter, und der Kliniker steht schließlich vor der fatalen Wahl, die Mittel der mechanischen Beatmung der fortschreitenden Einbuße an respiratorischer Funktion eskalierend anzupassen, so daß der Patient schließlich an progredienter Rechtsherzinsuffizienz zugrunde geht, oder mit den Anpassungen der Beatmungsmechanik nicht mehr nachzuziehen, so daß Hyperkapnie und Hypoxie zur unmittelbaren Todesursache werden.

Das Trachealsekret ist zunächst steril; deshalb kann das ARDS mit (blinder) Antibiotika-Therapie weder verhindert noch geheilt werden. Während des wochenlangen Verlaufs kann aber eine Superinfektion mit akut gefährlicher Bronchopneumonie auf die Dauer nicht verhindert werden. Selbst wenn die Pneumonie (mit jetzt indizierter, gezielter Antibiotika-Therapie) unter Kontrolle gebracht werden kann, läßt sie den Patienten in seiner Grundkrankheit um eine Stufe verschlechtert zurück.

1.3 Überlegungen zur Erforschung des ARDS

Da Tierversuche mit ARDS-Modellen für das menschliche Syndrom nur Anregungen geben können, bleibt allein folgende Möglichkeit:

Ist aufgefallen, daß bestimmte Konstellationen in der Vorgeschichte des ARDS immer wieder vorkommen, so wird ein entsprechender Kausalzusammenhang als Hypothese formuliert. Gelingt es bei einer ausreichenden Zahl von Patienten, mit gezielten Maßnahmen solche hypothetisch als ursächlich bezeichneten Konstellationen zu vermeiden, und bleibt bei diesen Patienten das ARDS aus, so hat sich die Hypothese vorläufig bewährt, und die „gezielten Maßnahmen“ gelten bis auf weiteres als bewährte Behandlung.

Wir werden im folgenden solche von uns potentiell als ursächlich bezeichneten Konstellationen vorstellen und ihre empirische Prüfung an einer Patientenserie von 194 Polytraumatisierten vorlegen. In der Absicht, eine Nachprüfung zu erleichtern, sollen aber zuerst von einigen Lungenfunktionsgrößen die Messung und Bedeutung am Schwerkranken skizziert werden.

2. Teilmechanismen des Gasaustauschs

Auch beim ARDS ist die ARI (Hypoxämie und/oder Hyperkapnie) Folge einer pulmonalen Gasaustauschstörung und durch Veränderung eines oder mehrerer der folgenden Teilmechanismen (Abb. 1) entstanden.

2.1 Ventilation

Unter Spontanatmung wird während der aktiven *Inspiration* der intrathorakale Raum durch Muskelkontraktion (1. Zwerchfell, 2. Interkostalmuskulatur) vergrößert, der intrathorakale Druck (gegenüber dem atmosphärischen Druck) erniedrigt, so daß Atemgas über die Luftwege einströmt und sich die entfaltenden Lungen fortlaufend dem sich weitenden Thoraxraum anmodellieren. Während der aktiven Exspiration wird wiederum durch Muskelkontraktion (1. Bauchwandmuskulatur, 2. Interkostalmuskulatur) der intrathorakale Raum verkleinert, der intrathorakale Druck (gegenüber dem atmosphärischen Druck) erhöht, so daß Gas über die Luftwege ausströmt, wobei das Lungenvolumen kleiner wird. Den Transport (Konvektion) der Atemgase infolge Vergrößerung respektive Verkleinerung des intrathorakalen Raumes nennen wir „*Ventilation*". Die erforderliche Arbeit kann (wie beschrieben) durch Muskelkontraktionen (Spontanatmung mit Unterdruck-Inspiration) oder mit Hilfe einer Beatmungsmaschine mechanisch (mechanische Beatmung mit Überdruck-Inspiration) geleistet werden. Allein schon die Einschränkung der Ventilation mit Erniedrigung des Atemminutenvolumens kann eine ARI verursachen *(Hypoventilation)*. Klinische Beispiele sind die Atemwegsverlegung, die gestörte Atemmechanik bei ausgedehntem Pneumothorax oder Rippenserienbrüchen, aber auch die partielle Lähmung der Atemmuskulatur bei thorakaler (Paraplegie) oder ihre vollständige Lähmung bei hoher zervikaler Querschnittsläsion (Tetraplegie).

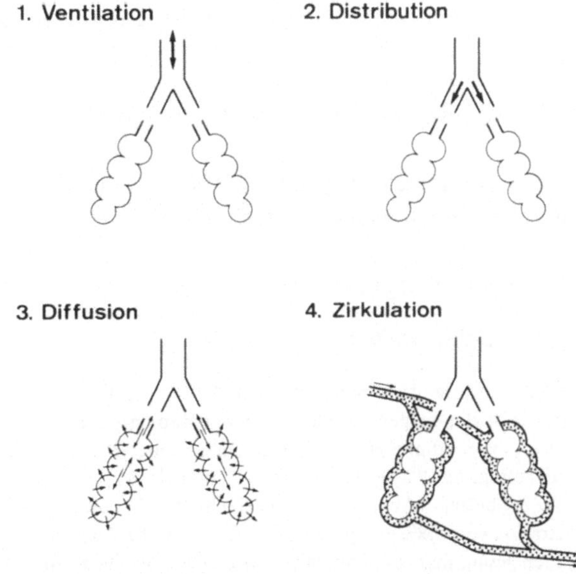

Abb. 1. Die 4 Teilmechanismen des Gasaustauschs. Eine Hypoxämie und/oder eine Hyperkapnie kann entstehen, wenn ein (oder mehrere) Teilmechanismus (-mechanismen) des Gasaustauschs gestört ist (sind). Siehe Text

2.2 Distribution

Das eingeatmete Gas strömt quantitativ ungleich aber gesetzmäßig in die verschiedenen Regionen der Lunge. Diese Verteilung, *„Distribution"*, ist der zweite störanfällige Teilmechanismus. Generelle Verteilungsstörungen treten auf, wenn sich die Distributionsmechanismen dem lokalen Gasfluß der (infolge der Schwerkraft basal überwiegenden) lokalen Perfusion nicht mehr quantitativ anpassen können. Regionale Verteilungsstörungen entstehen, wenn (z.B. bei stenosierender Bronchitis) lokale Widerstandsveränderungen regional ungleich verteilt sind; distal von Stenosen gelegene Lungenpartien werden ungenügend belüftet *(regionale Hypoventilation)*.

2.3 Diffusion

Der dritte Teilmechanismus, die *„Diffusion"*, beginnt nach neueren Untersuchungen etwa 1 1/2 mm vor (mundwärts) der Alveolarmembran [5] und endet in der Lungenkapillare im Erythrozyten. Die Diffusion ist ein rein physikalischer Vorgang: die Energie für diesen Transport findet sich in den Partialdruckdifferenzen der zu transportierenden Gase, indem Gas jeweils von einem Ort mit höherem Partialdruck zu einem Ort mit niedrigerem Partialdruck strömt. Je größer die Partialdruckdifferenz, desto größer ist der Diffusionstransport; entsprechend den Diffusionsgesetzen kann mit dem Transportmechanismus der Diffusion eine ausreichende Menge von Atemgasen in der kurzen zur Verfügung stehenden Zeit eines Atemzuges nur über eine relativ kurze Strecke transportiert werden, und der Transport sistiert, sobald ein Ausgleich der Partialdrucke erreicht ist.

2.4 Zirkulation

Der Teilmechanismus *„Zirkulation"* ist regional gesetzmäßig auf die durch die Alveolarmembran diffundierenden Gasmengen quantitativ abgestimmt.

3. Zur Klinik der Funktionsstörungen

Einige Funktionsstörungen des ARDS sollen im Zusammenhang mit den entsprechenden klinischen Situationen kurz beschrieben werden.

3.1. Erhöhte Totraumventilation

3.1.1 Modellvorstellung und Begriffe

Die Kohlensäurediffusion von der Kapillare in die Alveole sistiert, sobald der Kohlensäurepartialdruck in der Alveole denjenigen des Plasmas in der Kapillare erreicht, d.h. (idealerweise) bei einem alveolären P_{CO_2} (P_ACO_2) von 40 mm Hg. Bei normalem Barometerdruck (z. B. 737 mm Hg) und normaler Körpertemperatur beträgt der Wasserdampfdruck 47 mm Hg, so daß der totale Gasdruck in der Alveole 690 mm Hg (= 100%) beträgt (Abb. 2). Daraus errechnet sich, daß das P_ACO_2 mit 40 mm Hg einer Kohlensäurekonzentration von 5,8% entspricht (F_ACO_2 = 0,058). Wird aber das ausgeatmete Gasgemisch am Lungengesunden gesammelt, so kann darin nur eine gemittelte Kohlensäurekonzentration von 3,8% gemessen werden. ($F_{\bar{E}}CO_2$ = 0,038). Das kohlensäurehaltige Alveolargas (5,8%) muß also vor Ausatmung mit einem kohlesäurefreien Gasgemisch „verdünnt" worden sein (Abb. 3). Dieses zusätzliche kohlensäurefreie Gasvolumen mußte zwar ventiliert werden, hat aber nicht am Gasaustausch teilgenommen. Funktionell entspricht es einer Totraumventilation (V_D).

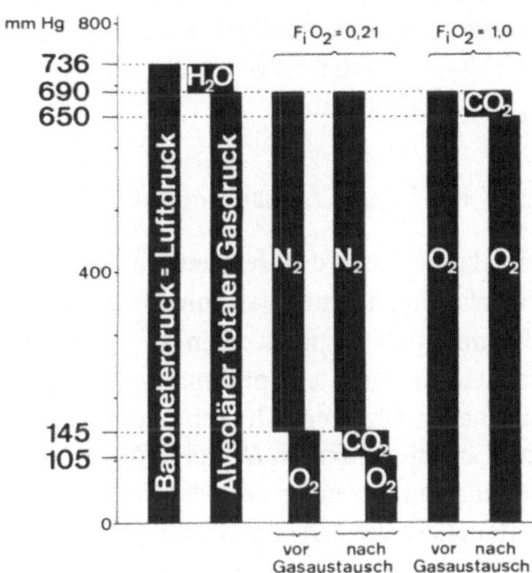

Abb. 2. Partialdrucke von Wasserdampf (H_2O), Stickstoff (N_2), Sauerstoff (O_2) und Kohlensäure (CO_2) in der Alveole vor und nach Gasaustausch bei Atmung von Luft (F_IO_2 = 0,21) und reinem Sauerstoff (F_IO_2 = 1). Siehe Text

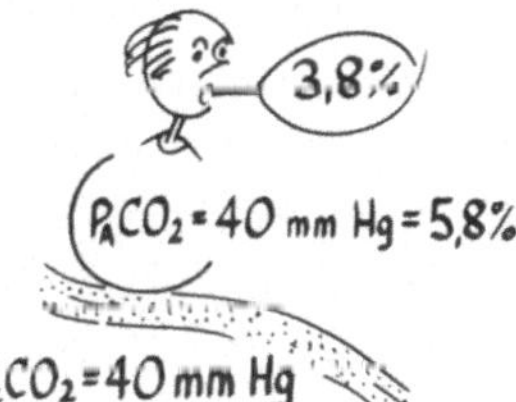

Abb. 3. Bei idealem Gasaustausch wird ein Ausgleich des Partialdrucks von Kohlensäure zwischen Lungenkapillare (c) und idealer Alveole (A) angenommen. Bei den im Text gegebenen Voraussetzungen berechnet sich somit in der Ideal-Alveole eine Kohlensäurekonzentration von 5,8%. Im (gemischten) ausgeatmeten Gas wird jedoch eine Kohlensäurekonzentration von 3,8% gemessen. Die „Verdünnung" der Kohlensäure von 5,8% auf 3,8% läßt die *funktionelle* Totraumventilation berechnen. Siehe Text

3.1.2 CO_2-Produktion, alveoläre Ventilation und Atemminutenvolumen

Normalerweise beträgt die Kohlensäureproduktion ($\dot{V}_{CO_2}$) bei 70 kg KG etwa 250 ml/min. Würde die ausgeatmete Kohlensäure in der berechneten alveolären Konzentration von 5,8% eliminiert, so müßte die Ventilation 4,3 l/min. betragen, d.h. ideal perfundierte Alveolen müßten insgesamt mit etwa 4,3 l/min. ventiliert werden; diese für ideal funktionierende Alveolen berechnete Ventilation wird *„alveoläre Ventilation"* (= $\dot{V}_A$) genannt. Beim Gesunden nehmen jedoch nur etwa 70% des Atemminutenvolumens am Gasaustausch teil. d.h. die $\dot{V}_A$ entspricht nur 70% des Atemminutenvolumens ($\dot{V}$); 30% des $\dot{V}$ nehmen nicht am Gasaustausch teil: nämlich die funktionelle Totraumventilation ($\dot{V}_D$). Der Totraumquotient[1] (V_D/V_T) beträgt damit 0,3. Eine Zunahme der Totraumventilation muß mit einer Zunahme

[1] V = Atemminutenvolumen, l/min; $\dot{V}_A$ = alveoläre Ventilation, l/min; $\dot{V}_D$ = Totraumventilation, l/min; V_T = Tidal Volume = Atemzugsvolumen, ml; V_D = Totraumanteil des V_T, ml; RR = Respiratory rate = Atemfrequenz, /min

Folglich gilt: $\dot{V}_A + \dot{V}_D = \dot{V}$ (1)

und $V_A + V_D = V_T$ (2)

da $V_D \cdot RR = \dot{V}_D$ (3)

und $V_T \cdot RR = \dot{V}$ (4)

ist $\dot{V}_D/\dot{V} = V_D/V_T$ (5)

des Atemminutenvolumens kompensiert werden, soll die alveoläre Ventilation unverändert bleiben. So müssen (bei unverändertem $\dot{V}_{CO_2}$) nach Anstieg des V_D/V_T von 0,3 auf 0,6 bereits 10,8 l/min. ventiliert werden, nämlich 4,3 l/min. $\dot{V}_A$ (= 40%) und 6,5 l/min. $\dot{V}_D$ (= 60%), um vollständige Kohlensäureelimination (V_{CO_2} = 250 ml/min.) bei unverändertem P_aCO_2 zu garantieren.

3.1.3 V_D/V_T und Herzzeitvolumen

Ein akuter Abfall des Herzzeitvolumens führt auf rein funktioneller Basis (d.h. ohne morphologische Veränderung der Lunge) zu einer akuten Erhöhung des V_D/V_T; bei reduziertem Herzminutenvolumen werden im wesentlichen nur noch die ohnehin schon minderbelüfteten basalen Lungenanteile perfundiert, d.h. die Ventilation überwiegt die Durchblutung auch in basisnahen Bezirken. Klinisch relevant ist diese funktionelle Veränderung beim *Blutungsschock*, bei der akuten *Herzinsuffizienz*, beim Abfall des Herzminutenvolumens infolge plötzlich auftretender *Bradykardie* oder *Tachykardie* (Abb. 4). Bei Spontanatmung und erhaltener zentral-nervöser Atemregulation wird ein akuter Abfall der Herzzeitvolumens sofort mit einer Polypnoe, d.h. mit kompensatorischem Anstieg des Atemminutenvolumens beantwortet. Beim traumatisch-hypovolämischen Schock werden aber vielleicht Analgetika mit zentral-depressiver Komponente verabreicht werden müssen; führt diese Sedation zur „Normalisierung" der Atemfrequenz, so ist eine CO_2-Retention unvermeidliche Folge. Tritt der Abfall des Herzzeitvolumens unter kontrollierter Beatmung auf, so verlangt der Anstieg des V_D/V_T sofort eine Neueinstellung des Respirators: durch Erhöhung von V_T und/oder der Atemfrequenz muß das Atemminutenvolumen kompensatorisch bis auf ca. 140% vergrößert werden, damit nicht sofort eine Hyperkapnie auftritt.

3.1.4 V_D/V_T und ARDS

Ein Anstieg des V_D/V_T mit morphologisch erkennbarer Ursache wird beim ARDS im proliferativen Stadium beobachtet. Hier verursachen die Fibrose mit Kapillarverlust eine pulmo-

Tabelle 1. Der (theoretisch) maximale Diffusionsgradient (siehe Text)

für CO_2 (bei F_ICO_2 = 0)

P_aCO_2 max. (mm Hg)	$P_{A_I}CO_2$ min. (mm Hg)	CO_2-Gradient max. (mm Hg)
40	0	40
60	0	60

für O_2 (bei P_aO_2 = 80 mm Hg)

F_IO_2	$P_{A_I}O_2$ (mm Hg)	P_aO_2 (mm Hg)	O_2-Gradient max. (mm Hg)
0,2	145	80	65
0,4	280	80	200

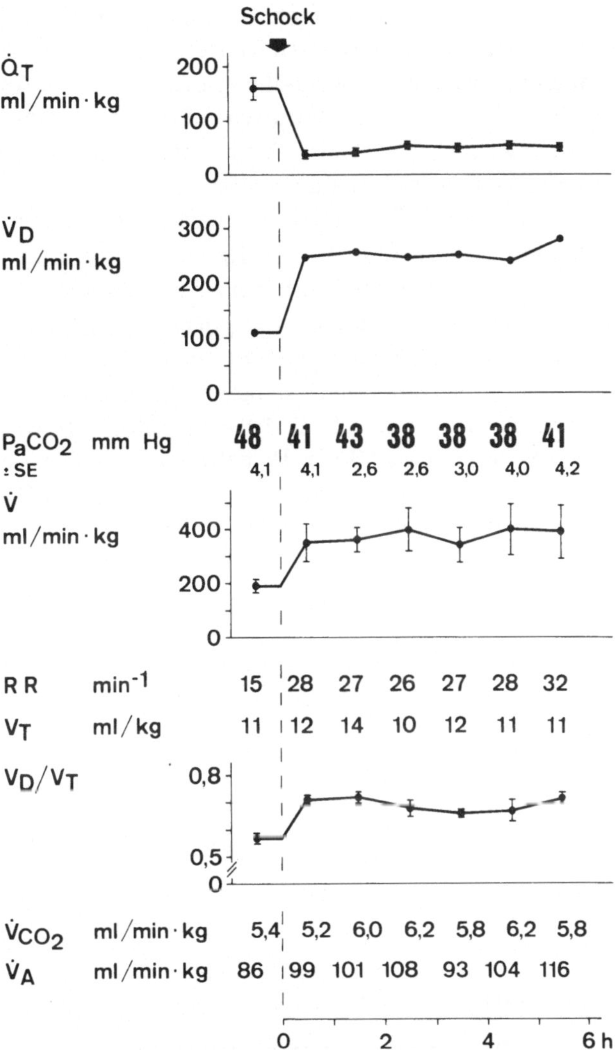

Abb. 4. Mittelwerte von Messungen am spontanatmenden Hund in oberflächlicher Narkose bei akuter Senkung des Herzminutenvolumens ($\dot{Q}_T$) durch standardisierte hämorrhagische Hypotension auf einen konstant gehaltenen Aortendruck von 50 mm Hg [20]. Die Totraumventilation ($\dot{V}_D$) und damit der Totraumquotient (V_D/V_T) steigen akut an. Dennoch bleibt der arterielle Kohlensäurepartialdruck (P_aCO_2) praktisch konstant (Mittelwert ± standard error = ± SE). Bei ungestörter Regulation der Spontanatmung wird die Konstanz von P_aCO_2 durch massive Steigerung des Atemminutenvolumens ($\dot{V}$) erreicht. Das Atemminutenvolumen wird allein durch Steigerung der Atemfrequenz (RR) erhöht, während das Atemzugsvolumen (V_T) unverändert bleibt. Die Kohlensäureelimination ($\dot{V}_{CO_2}$) und die alveoläre Ventilation (V_A) ändern sich nur unwesentlich; ihr leichter Anstieg soll in diesem Zusammenhang nicht besprochen werden. Siehe Text

nal-vaskuläre Widerstandserhöhung und Minderperfusion, d.h. ein relatives Überwiegen der Ventilation. Es ist geradezu typisch für den Spätzustand des proliferativen Stadiums des ARDS, daß bei der Arterialisation des Blutes die Oxygenation weniger Schwierigkeiten bereitet als die Kohlensäureelimination; gelegentlich muß sogar trotz grotesk erhöhtem Atemminutenvolumen eine Hyperkapnie bei unauffälligem P_aO_2 in Kauf genommen werden.

Der Befund kann vorläufig nicht ohne Spekulation erklärt werden. Man muß annehmen, daß der Gastransport durch Konvektion (Ventilation) bei der ausgeprägten Fibrose nicht bis auf die beschriebene Nähe von 1,5 mm an die Alveolarmembran heranreicht, so daß die Diffusion über eine entsprechend größere Distanz der einzige Transportmechanismus ist und zum begrenzenden Faktor wird. Der Diffusionstransport kann aber nur über die Vergrößerung der Partialdruckdifferenz und die Verlängerung der zur Verfügung stehenden Zeit (siehe Tabelle 1) verbessert werden. Die theoretisch maximale Partialdruckdifferenz ist bei normalem P_aCO_2 40 mm Hg und kann nur durch Hyperkapnie vergrößert werden (Tabelle 1), während durch Erhöhung des F_IO_2 von 0,2 auf nur 0,4 die für O_2 theoretisch maximale Partialdruckdifferenz (gegenüber arterialisiertem Blut) bereits verdreifacht wird; würden in diese Rechnung gemischt-venöse Blutgaswerte ($P_{\bar{v}}O_2$ und $P_{\bar{v}}CO_2$) eingesetzt, so käme der Vorteil von O_2 noch stärker zum Ausdruck, da $P_{\bar{v}}CO_2$ das P_aCO_2 nach unseren Messungen kaum je um mehr als 10 mm Hg übertrifft, während in solchen Situationen $P_{\bar{v}}O_2$ weit weniger als 50 mm Hg betragen kann. Der Anstieg von P_aCO_2 in klinisch tolerablen Grenzen ist somit im Interesse einer vermehrten CO_2-Elimination als sinnvolle Kompensation des erhöhten V_D/V_T in Kauf zu nehmen.

3.1.5 V_D/V_T und Beatmungsfrequenz

Am beatmeten Patienten kann ein erhöhter Totraumquotient durch Erniedrigung der Atemfrequenz und Erhöhung des Atemzugsvolumens sofort verbessert werden, aber ohne morphologische Verbesserung (Abb. 5) [14]. Wird die Atemfrequenz von z.B. 12/min. auf 6/min.

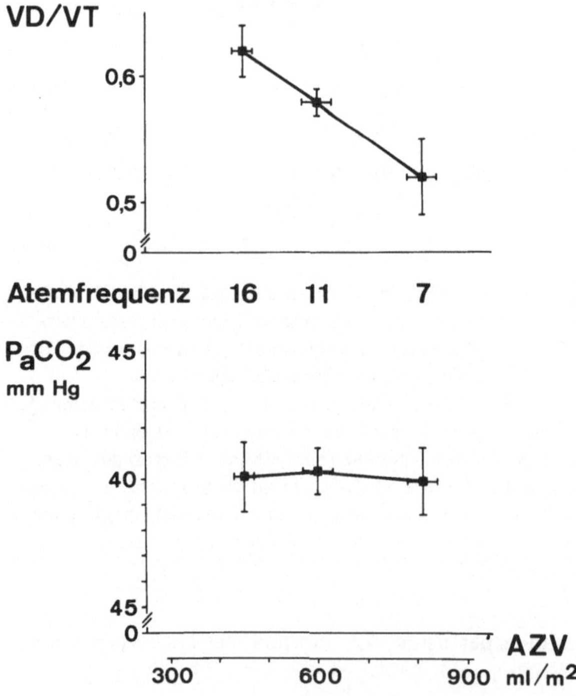

Abb. 5. Volumenkontrollierte Beatmung mit verschieden großem Atemzugsvolumen (AZV). Die Atemfrequenz wurde in der Weise reduziert, daß das P_aCO_2 unverändert blieb. Mit steigendem Atemzugsvolumen sinkt das V_D/V_T. Siehe Text

gesenkt, so ist durch Verbesserung des V_D/V_T der Gewinn in der Regel so groß, daß das Atemminutenvolumen deutlich erniedrigt werden kann, so daß das Atemzugsvolumen nur um etwa 50% vergrößert werden muß. Da bei der ersten Einstellung des Respirators der anatomische Totraum zwölfmal, bei der zweiten aber nur sechsmal pro Minute ventiliert wird, ist bereits davon eine Reduktion des notwendigen Atemminutenvolumens zu erwarten; die empirisch feststellbare Erniedrigung des funktionellen V_D/V_T übertrifft aber diesen nach dem anatomischen Totraum berechneten Wert bei weitem. Die Verbesserung wird damit zu erklären sein, daß dem CO_2 für die kritische Diffusionsstrecke vom Ende der Gaskonvektion bis zur Alveolarmembran bei tiefer Atemfrequenz mehr Zeit zur Verfügung steht.

3.2 Erhöhter intrapulmonaler Rechts-Links-Shunt

3.2.1 Modellvorstellung und Begriffe

Die Sauerstoffsättigung des aus dem Systemkreislauf dem rechten Herzen zuströmenden Blutes, die sogenannte gemischt-venöse Sauerstoffsättigung, ist identisch mit derjenigen in der Lungenarterie. Derjenige Anteil des gemischt-venösen Blutes, welcher nicht belüftete Alveolen perfundiert, kann keinen Sauerstoff aufnehmen und strömt mit unveränderter, also gemischt-venöser Sättigung zum linken Vorhof, d.h. der nicht am Gasaustausch teilnehmende Anteil des Herzminutenvolumens wird funktionell vom rechten zum linken Herzen kurzgeschlossen: intrapulmonaler Rechts-Links-Shunt ($\dot{Q}_S$). Das rechts-links-geshuntete Blut mischt sich postkapillär dem gut arterialisierten Blut aus normal belüfteten Alveolen bei. Als Folge dieser venösen Beimischung ist das P_aO_2 gegenüber dem P_AO_2 (respektive P_cO_2) erniedrigt. Da in den abhängigen (erd-nahen) Lungenpartien die Perfusion gegenüber der Ventilation relativ überwiegt, werden auch beim Gesunden etwa 3% des Herzminutenvolumens funktionell vom rechten zum linken Herzen kurzgeschlossen. Nach dem Gasaustausch beträgt das P_cO_2 (bei F_IO_2 = 0,21) zwar 105 mm Hg, infolge der normalen venösen Beimischung sinkt es bis zu den Lungenvenen aber auf 95 mm Hg. Bei F_IO_2 = 1 betragen P_AO_2 und P_cO_2 nach dem Gasaustausch 650 mm Hg (Abb. 2); infolge des normalen $\dot{Q}_S/\dot{Q}_T$ von 3% finden wir am Lungengesunden dann ein P_aO_2 von etwa 550 mm Hg. Erzwingen aber pathologische Veränderungen, daß ein größerer Anteil des Herzzeitvolumens nicht am Gasaustausch teilnimmt, so kann infolge dieser größeren venösen Beimischung eine arterielle Sauerstoffuntersättigung entstehen.

Atmet ein solcher Patient reinen Sauerstoff, so wird der am Gasaustausch teilnehmende Anteil des Herzminutenvolumens mit O_2 gleichsam „überladen", und die postkapilläre (arterielle) Mischung des rechts-links-geshunteten, gemischt-venösen Blutes mit dem besonders sauerstoffreichen Blut kann wieder ein „normales" P_aO_2 ergeben. Die Kompensationsmöglichkeit eines erhöhten $\dot{Q}_S/\dot{Q}_T$ besteht somit in der Erhöhung des F_IO_2.

Jedoch ist das Hämoglobin bei einem P_{O_2} von 105 mm Hg bereits weitgehend mit Sauerstoff gesättigt, so daß sich die Hyperoxygenation praktisch nur auf die kleine Menge des physikalisch gelösten Sauerstoffs auswirkt (Tabelle 2), und bei Anstieg des P_cO_2 von 105 auf 550 mm Hg für das lungenkapil-

Tabelle 2. Anstieg des O_2-Gehaltes des lungenkapillären Blutes bei Hyperoxygenation

1. an Hb gebunden	P_{O_2} = 105 mm Hg: Hb • 13,4 ml O_2/100 ml Blut	
	P_{O_2} = 550 mm Hg: Hb • 13,4 ml O_2/100 ml Blut	
	Differenz:	0
2. in Plasma gelöst	P_{O_2} = 105 mm Hg: 0,0031 • 105 = 0,33 ml O_2/100 ml Blut	
	P_{O_2} = 550 mm Hg: 0,0031 • 550 = 1,71 ml O_2/100 ml Blut	
	Differenz:	1,38 ml O_2/100 ml Blut

Ausgehend von einem kapillären P_{O_2} von 105 mm Hg (ideal belüftete Alveole, F_IO_2 = 0,21) ist der maximale Anstieg des Sauerstoffgehaltes bei Atmung von reinem Sauerstoff (Hyperoxygenation) gering und unabhängig vom Hb-Gehalt des Blutes.

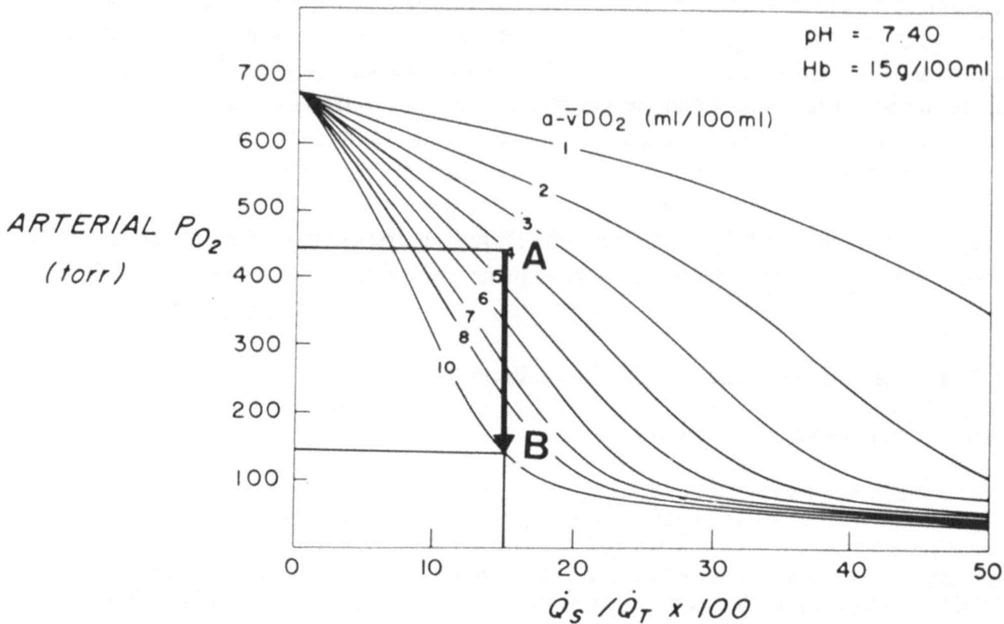

Abb. 6. Berechneter Zusammenhang zwischen arteriellem P_{O_2} und $\dot{Q}_S/\dot{Q}_T$ für verschiedene Werte der arterio-venösen Differenz $(a - \bar{v}D_{O_2})$. Unter der Wirkung eines akuten Abfalls des Herzminutenvolumens müßte die AVD zum Beispiel von 4 Vol.-% (Punkt A) auf 10 Vol.-% (Punkt B) ansteigen. Das arterielle P_{O_2} müßte somit von 440 auf 140 mm Hg abfallen. Siehe Text

läre Blut in gut ventilierten Bezirken der Gewinn an Sauerstoffgehalt höchstens 1,38 ml O_2/100 ml Blut betragen kann. Diese Rechnung macht deutlich, daß nur ein relativ geringer Anstieg von $\dot{Q}_S/\dot{Q}_T$ mit Erhöhung des F_IO_2 kompensiert werden kann, und daß bei stark vermehrter venöser Beimischung auch unter reiner Sauerstoffatmung eine arterielle Hypoxämie auftreten muß.

3.2.2 $\dot{Q}_S/\dot{Q}_T$ und Herzzeitvolumen

Je niedriger der O_2-Gehalt des gemischt-venösen Blutes ist, desto mehr muß seine venöse Beimischung des P_aO_2 senken, solange $\dot{Q}_S/\dot{Q}_T$ unverändert bleibt. Diese Überlegung führte zum Schluß, daß ein akuter Abfall des Herzzeitvolumens mit konsekutivem Abfall der gemischt-venösen Sättigung auch einen akuten Abfall des P_aO_2 verursachen müsse (Abb. 6). Ein Schock müßte demnach zu einer akuten arteriellen Hypoxämie führen. Doch hat schon Wiggers 1950 [23] im Blutungsschock keine arterielle Hypoxämie nachweisen können. Die genaue Abklärung [20] ergab später, daß eine akute Verminderung des Herzzeitvolumens nicht nur den erwarteten Abfall der gemischt-venösen Sauerstoffsättigung verursacht, sondern auch eine Erniedrigung des $\dot{Q}_S/\dot{Q}_T$ zur Folge hat (Abb. 7). Deshalb bleibt P_aO_2 unverändert (Abb. 8) oder steigt sogar etwas an. Abbildung 9 und 10 zeigen diese Veränderungen an einem Patienten im Blutungsschock und nach erfolgreicher Therapie.

Dieser Zusammenhang entlarvt die immer wieder geäußerte, falsche Ansicht, daß eine arterielle Hypoxämie im Schock als direkte Folge des Schocks abgetan werden könne, und zeigt, wie gefährlich die Annahme ist, nach der Behebung des Schocks käme es von alleine

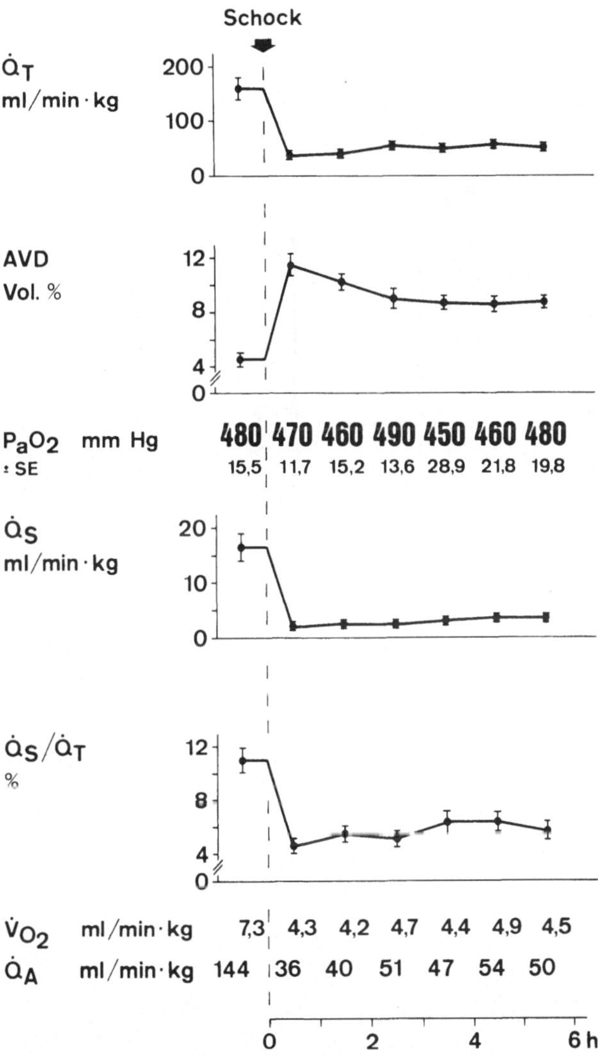

Abb. 7. Mittelwerte von Messungen am spontanatmenden Hund in oberflächlicher Narkose bei akuter Senkung des Herzminutenvolumens ($\dot{Q}_T$) durch standardisierte hämorrhagische Hypotension auf einen konstant gehaltenen Aortendruck von 50 mm Hg [20]. Beim akuten Abfall des Herzminutenvolumens ($\dot{Q}_T$) steigt die arterio-venöse Sauerstoffdifferenz (AVD) massiv an. Dennoch bleibt der arterielle Sauerstoffdruck (P_aO_2) unverändert, solange die Atemregulation nicht gestört ist; vgl. Abb. 4 (bei Spontanatmung mit 95% Sauerstoff: $F_IO_2 = 0{,}95$). Der absolute Betrag des durch die Lunge strömenden Blutes, welches nicht am Gasaustausch teilnimmt, d.h. vom rechten zum linken Herzen kurzgeschlossen (oder geshuntet) wird, nimmt massiv ab ($\dot{Q}_S$). Da beim akuten Abfall des Herzminutenvolumens ($\dot{Q}_T$) das rechts-links-kurzgeschlossene Zeitvolumen weit stärker abfällt, ist $\dot{Q}_S/\dot{Q}_T$ im Schock stark erniedrigt. Die Abnahme der Sauerstoffaufnahme ($\dot{V}_{O_2}$) und der alveolären Perfusion ($\dot{Q}_A$) sollen in diesem Zusammenhang nicht besprochen werden. Siehe Text

auch zur Normalisierung des Hypoxämie. Das erniedrigte P_aO_2 am Schockierten zeigt uns vielmehr, daß bereits eine pulmonale Komplikation entstanden ist; diese pulmonale Komplikation muß abgeklärt und ebenfalls, also zusätzlich zum Schock, behandelt werden. Andererseits muß nicht beunruhigen, wenn unter erfolgreicher Schocktherapie ein zuvor besonders hohes P_aO_2 auf einen gewohnten etwas niedrigeren Wert abfällt (Abb. 10).

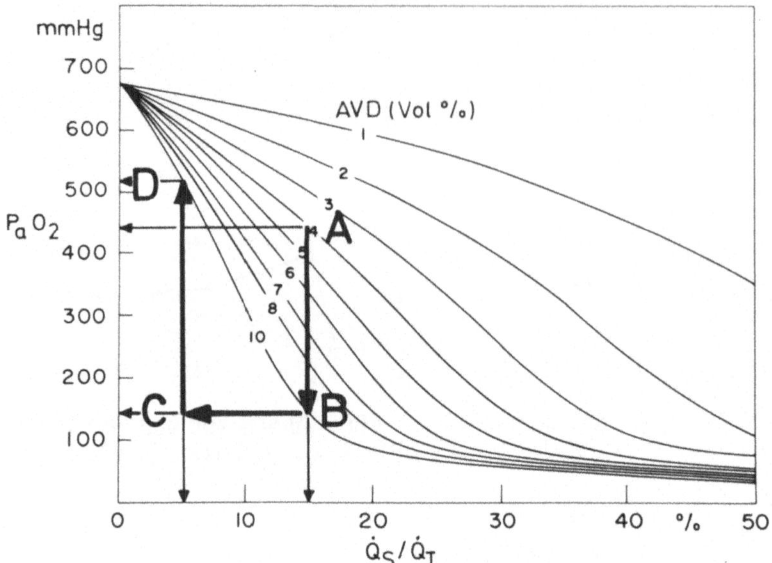

Abb. 8. Vgl. Abbildung 6. Infolge des akuten Abfalls des Herzminutenvolumens findet eine Reduktion des intrapulmonalen Rechts-Links-Shunts ($\dot{Q}_S/\dot{Q}_T$) von z.B. 15% des Herzminutenvolumens (Punkt B) auf 5% (Punkt C) statt. Das arterielle P_{O_2} beträgt dann nicht, wie errechnet, 140 mm Hg sondern tatsächlich 520 mm Hg (Punkt D). Da beim akuten Abfall des Herzminutenvolumens nicht nur die AVD ansteigt (von 4 auf 10 Vol.-%) sondern auch der intrapulmonale Rechts-Links-Shunt abfällt (von 15 auf 5%), kann im Schock das arterielle P_{O_2} sogar ansteigen. Siehe Text

Abb. 9. Polytraumatisierter Patient in schwerer Hypovolämie bei ausgeprägter Verbrauchskoagulopathie unter volumenkontrollierter Beatmung mit F_IO_2 von 0,95. Das mit dem Volemetron bestimmte, zirkulierende intravaskuläre Volumen (BV) beträgt 65% des Soll-Wertes. Bei einem PEEP von 10 cm H_2O entsteht ein endinspiratorischer Druck (P_{insp}) von 22 cm H_2O. Die Compliance (C) beträgt 50 ml/cm H_2O. Die Hämodynamik entspricht der schweren Hypovolämie: pulmonary capillary wedge pressure (PCWP), pulmonal-arterieller Mitteldruck (PAP), Rechtsvorhofdruck (RAP) sind erniedrigt, die Herzfrequenz (HR) infolge Sinustachykardie stark erhöht, und der Schlagvolumen-Index (SI) beträgt nur 21 ml. Dabei findet sich ein normaler arterieller Sauerstoffdruck (P_aO_2). Die leeren Lungengefäße sind deutlich sichtbar

Abb. 10. Derselbe Patient wie in Abbildung 9. Nach Behebung der Verbrauchskoagulopathie mit tiefgefroren konserviertem Frischplasma kommt es zur Blutstillung auch an den chirurgisch nicht versorgbaren Blutungsquellen (Wirbelfrakturen, Beckenfrakturen), und mit Bluttransfusion kann das intravaskuläre Volumen normalisiert werden. Die Hämodynamik ist bereits etwas gebessert, und der Schlagvolumen-Index beträgt jetzt 31 ml. Dabei kommt es zur Füllung auch der Lungengefäße, zur Erniedrigung der zuvor pathologisch erhöhten Compliance mit einem endinspiratorischen Druck von jetzt 27 cm H_2O. Das P_aO_2 ist infolge der Verbesserung der Hämodynamik etwas abgefallen! Siehe Text

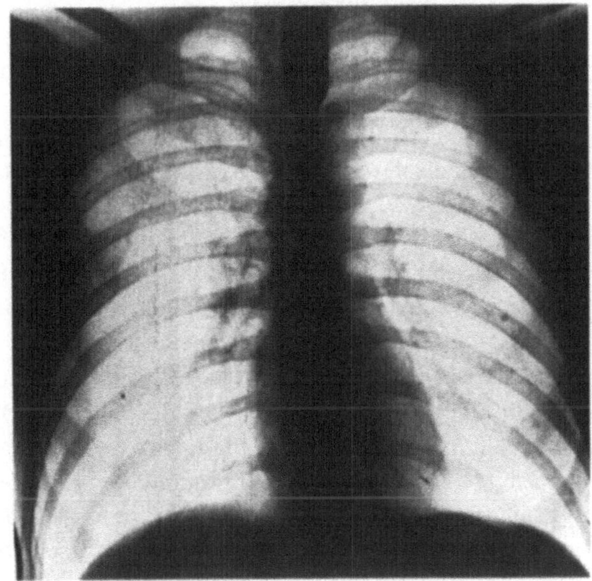

Abb. 9

PCWP	9	" "	S.I.	21	ml
PAP	21	" "			
RAP	10	" "	P_aO_2	485	mm Hg
HR	150	min^{-1}	$P_{insp.}$	22/10	cm H_2O
BV	65	%	C	50	ml/cm H_2O

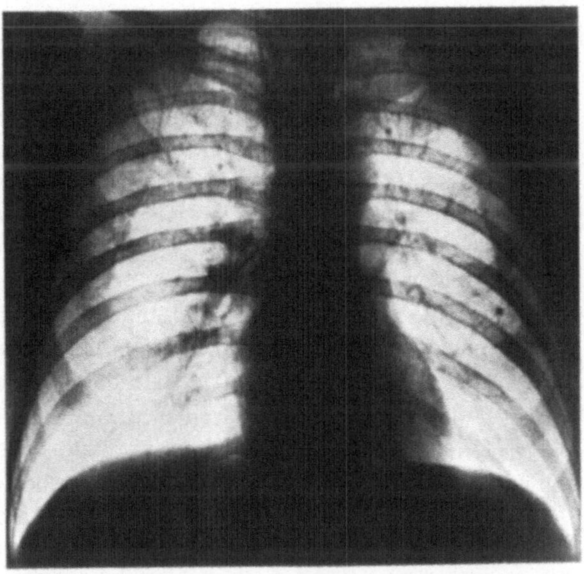

Abb. 10

PCWP	13	" "	S.I.	31	ml
PAP	24	" "			
RAP	11	" "	P_aO_2	414	mm Hg
HR	120	min^{-1}	$P_{insp.}$	27/10	cm H_2O
BV	100	%	C	41	ml/cm H_2O

3.2.3 $\dot{Q}_S/\dot{Q}_T$ und inspiratorischer Fluß

Selbst unter Überdruckbeatmung bleibt $\dot{Q}_S/\dot{Q}_T$ in der exsudativen Phase des ARDS massiv erhöht. Mit Hilfe der differenzierten Beatmung kann der Gasaustausch jedoch verbessert werden. Die entscheidenden Mittel sind der vorzeitige Abbruch der Exspiration mit Hilfe von PEEP und die Erniedrigung des inspiratorischen Flusses. Man kann der Frage nicht ausweichen, ob die mit den Mitteln der differenzierten Beatmung „erzwungene" Reduktion von IPRLS und Totraumventilation tatsächlich einer Verbesserung entspricht, oder ob diese mit der Blutgaskosmetik nur vorgetäuscht wird. Beim Verfolgen des Verlaufs kann man sich aber dem Eindruck nicht entziehen, daß die differenzierte Beatmung tatsächlich auch den Verlauf günstig beeinflußt, d.h. therapeutisch wirksam ist. Die günstige Wirkung von PEEP kann mit der Vergrößerung der (bei ARDS reduzierten) FRC erklärt werden. Auch der Nutzen des Nutzen des niedrigen inspiratorischen Flusses ist leicht verständlich:

An Atemwegsstenosen entstehen flußabhängige Druckgradienten, so daß die über stenosierende Luftwege beatmeten Lungenbezirke – also gerade die stärker geschädigten – minderbelüftet, während die bisher unveränderten Gebiete über die zu ihnen führenden nur wenig stenosierenden Luftwege kompensatorisch überbläht werden; sie werden an der Beatmung vielleicht sogar Schaden nehmen. Je niedriger aber der inspiratorische Fluß gewählt wird, desto weniger werden solche unregelmäßig verteilten Bronchialwiderstände eine ungleiche Belüftung verursachen, so daß auch veränderte Alveolen beatmet werden. Die Erniedrigung des inspiratorischen Flusses hat somit eine besonders günstige Wirkung, wenn ungleich verteilte Beatmungswiderstände zu überwinden sind; eine solche Inhomogenität ist bei ARDS stark ausgeprägt.

Bei unverändertem Atemzugsvolumen führt die Reduktion des inspiratorischen Flusses zu einer Verlängerung der Inspirationsphase und Verkürzung der Exspirationsphase, d.h. zu einer Vergrößerung des Verhältnisses Inspiration zu Exspiration. Auf den ersten Blick scheint auch ein inspiratorisches Plateau (inflation hold), d.h. das Einschalten einer Phase ohne Gasfluß, zwischen Inspirationsende und Exspirationsbeginn eine Verlängerung der Inspirationsphase zur Folge zu haben. Deshalb wird gelegentlich das inspiratorische Plateau der Reduktion des inspiratorischen Flusses gleichgestellt. Durch das Einschalten eines inspiratorischen Plateaus wird jedoch die eigentliche Inspirationsphase, d.h. die Zeitspanne während der Gas in die Lunge einfließt, nicht verlängert, und der inspiratorische Fluß wird folglich nicht reduziert; bei inhomogenem Bronchialwiderstand kann deshalb vom inspiratorischen Plateau nicht derselbe günstige Effekt erwartet werden wie von der Reduktion des inspiratorischen Flusses (Abb. 11).

Nun stellt sich die Frage: wie weit muß der inspiratorische Fluß reduziert werden können? Nehmen wir an, die Beatmung wird mit dem bewährten Atemzugsvolumen von 15 ml/kg KG durchgeführt, so beträgt die Atemzykluszeit rund 8 s; soll nun die Reduktion des Inspiriums voll ausgenützt werden, so muß die Inspirationszeit auf mindestens 5 s verlängert werden können. Somit muß der inspiratorische Fluß beim Erwachsenen (1000 ml: 5 s) auf etwa 200 ml/s erniedrigt werden können (bei kleinerem Körpergewicht entsprechend niedriger!). Eine Beatmungsmaschine, deren inspiratorischer Fluß bei unverändertem Atemzugsvolumen nicht in dem angedeuteten Ausmaß reduziert werden kann, ist für solche Patienten ungeeignet.

3.2.4 $\dot{Q}_S/\dot{Q}_T$, Exsudation und Wasserbilanz

Sowohl histologisch als auch radiologisch zeigt das ARDS kaum je ein homogenes Bild. Wie sich im exsudativen Stadium auch „Inseln" mit kaum veränderten Alveolen finden, so las-

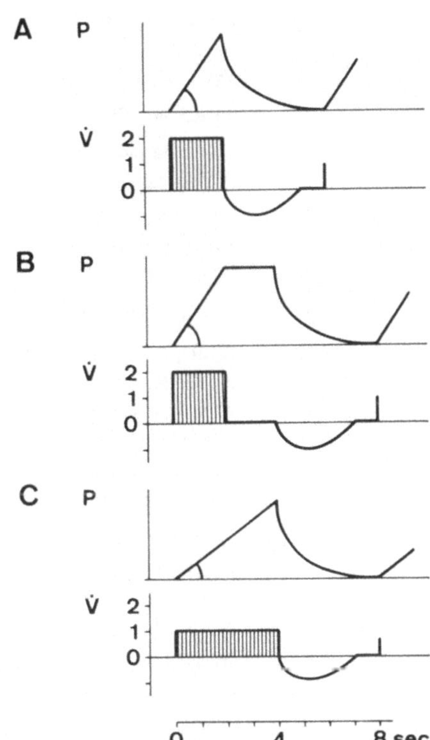

Abb. 11. Schematische Darstellung des Beatmungsdrucks (P) und des Gasflusses (V̇) vom Respirator zum Patienten. *Situation A:* Inspirationsdauer 2 s, Exspirationsdauer 4 s, Verhältnis von Inspiration:Exspiration scheinbar vergrößert; da nur während der ersten Hälfte der Inspirationsphase Gas einfließt, ist der inspiratorische Fluß nach wie vor 2 Einheiten. *Situation B:* Die Inspirationsdauer ist durch Einschalten eines inflation hold von 2 sek. scheinbar auf 4 sek. verlängert, damit das Verhältnis von Inspiration:Exspiration scheinbar vergrößert; da nur während der ersten Hälfte der Inspirationsphase Gas einfließt, ist der inspiratorische Fluß nach wie vor 2 Einheiten. *Situation C:* Echte Verlängerung des Inspiriums durch Erniedrigung des inspiratorischen Flusses auf eine Einheit und damit echte Verlängerung des Verhältnisses Inspiration: Exypiration auf 1:1

sen sich im späten proliferativen Stadium auch Bezirke mit Ödem nachweisen. Deshalb soll während des ganzen Verlaufs immer wieder versucht werden, mit Diuretika die tiefstmögliche negative Wasserbilanz zu erreichen, um den postkapillären Druck zu reduzieren. Auf diese Weise wird $\dot{Q}_S/\dot{Q}_T$ langsam abfallen. Nicht selten kann dann das Herzzeitvolumen nur mit kardiozirkulatorisch aktiven Pharmaka (Isoproterenol, Phentolamin) auf dem optimalen Wert gehalten werden.

Eine Infektion mit akuter Bronchopneumonie wird selbst bei günstigem Verlauf des ARDS nicht während der ganzen Behandlungsdauer verhindert werden können. Jeder pneumonische Schub verursacht erneut einen Anstieg des intrapulmonalen Rechts-Links-Shunts, wie wir das auch von der banalen Pneumonie ohne ARDS kennen. Nach Abklingen der sich überlagernden entzündlichen Krankheit wird $\dot{Q}_S/\dot{Q}_T$ wieder etwas niedriger; die Grundkrankheit jedoch bleibt, und der Anstieg des V_D/V_T mit erschwerter CO_2-Elimination tritt wieder in den Vordergrund.

3.2.5 Q_S/Q_T und Sepsis

Da heute das ARDS fast nur noch bei Sepsis (auch nach Pneumonie mit Sepsis) auftritt, soll ein typischer Verlauf der Illustration dienen.

Kasuistik:

Bei einer Patientin entstand nach transabdomineller Hysterektomie (auswärts) wegen Myom ein detailliertes Protokoll, weil postoperativ von einer exakt beobachtenden Schwester sorgfältig überwacht, die dro-

R.W., 55-j., gesund, BD 130 / 80		
26.2.		Hysterektomie (abdominell) bei Myom
	12 h	zurück aus OPS
	14 h	leichte Tachykardie, Hypotonie, unruhig Rötung des ganzen Körpers
	15 h	BD 75 / 40, PF 124 500 ml Dextran, 1△ Acrinor
	ab 16 h	BD 110 / 60, PF 124
	19 h	fröstelt, Urin seit OP 150 ml
	22 h	Rötung nur noch am Hals BD 80 / 40, PF 130
	24 h	verwirrt, Lippenzyanose Diurese 10 ml/h trotz Mannitol
27.2.		Mannitol, Acrinor, 25 mg Ultracorten H, 100 mg Solu-Dacortin
	08 h	Schmerzen und Lähmungen rechter Arm, Pat. wird aufgenommen. BD bleibt auf 80 / 40, mehrmaliger Versuch mit Hypertensin wird wegen praecordialen Schmerzen abgebrochen
	17 h	Temperatur 38,7°, verwirrt, desorientiert
	18 - 20 h	800 ml Blut, BD bleibt 90 / 50
		Verlegung auf CHIPS
	20.30 h	Temperatur 39,2°, euphorisch, läppisch, desorientiert
	21 h	akutes Delir von paranoidem Charakter
	21.20 h	schwerste Agitation, Largactil, Valium Intubation, Beatmung.

Abb. 12. Protokoll der ersten Symptome einer Sepsis mit Übergang in Schock. Siehe Text (CHIPS = chirurgische Intensivpflegestation)

hende Gefahr ärztlicherseits aber erst bei Beginn der Katastrophe erkannt worden ist (Abb. 12 u. 13). Nach Überweisung wurde folgender stürmischer Verlauf festgehalten (Abb. 14). Die in schwerer Verwirrung tobende Patientin mußte sediert und intubiert werden. Das P_aO_2 betrug unter Spontanatmung 71 mm Hg (F_IO_2 = 0,2). Bei einer Atemfrequenz von 30/min fand sich ein P_aCO_2 von 23 mm Hg. Die rasch progrediente Zyanose zwang zum Sauerstoffzusatz. Schon nach 2 Stunden wurde unter Spontanatmung bei einem F_IO_2 von 0,5 nur noch ein P_aO_2 von 50 mm Hg gemessen. Der mittlere arterielle Druck (AoP) betrug 50 mm Hg und der Zentralvenendruck (RAP) 5 mm Hg. Unter Volumenzufuhr stieg der RAP rasch gegen 20 mm Hg, der Blutdruck jedoch nur auf 60 mm Hg, und die Pulsfrequenz blieb um 150/min (Abb. 15). In diesen 2 Stunden nahm auch die Verbrauchskoagulopathie (Abb. 16) ihren raschen Verlauf. Die Anurie konnte mit Mannitol zwar durchbrochen werden, doch erreichte die Diurese (Abb. 17) nur 0,5 ml/min. Die Clearance blieb unmeßbar tief. Die Gerinnungsstörung wurde mit 1100 ml tiefgefroren konserviertem Frischplasma unterbrochen (Abb. 16). Zur selben Zeit wurde ein pulmonal-arterieller Katheter gelegt. Bei einem arteriellen Mitteldruck von 55 mm Hg betrug der pulmonal-arterielle Mitteldruck 38 mm Hg, d.h. es hatte sich eine schwere akute, pulmonal-arterielle Hypertension entwickelt; dementsprechend war der system-pulmonale Widerstandquotient nur 1,5 [25]. Nach der erwähnten Frischplasma-Infusion betrug die Pulsfrequenz 120/min. Erst unter Isoproterenol-Infusion (1γ/min)

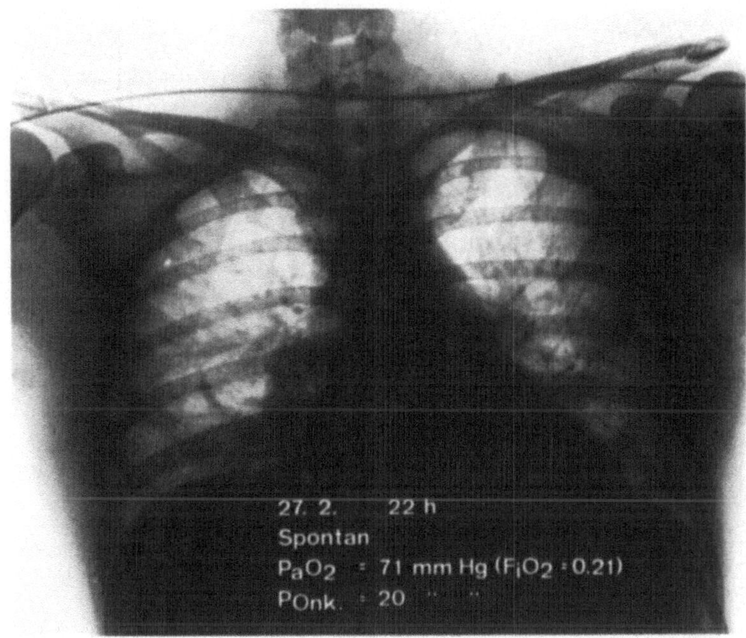

Abb. 13. Thoraxröntgenbild der in Abb. 12 beschriebenen Patientin zum Zeitpunkt der ersten Angaben in Abb. 14. Neben der großen A. pulmonalis (rechts) sind basal zentral die ersten Zeichen von interstitiellem Lungenödem sichtbar. Beachte das peribronchiale Oedem paramedian rechts, welches sich in den 5. Interkostalraum projiziert. Das Röntgenbild wurde am flach liegenden Patienten a.-p. angefertigt, weshalb aus der vergrößerten Herzsilhouette nicht auf Kardiomegalie geschlossen werden darf. Unauffälliges Lungenparenchym in der Peripherie

stieg der AoP ohne wesentlichen weiteren Anstieg des PAP, und die Pulsfrequenz fiel weiter ab. Unter dieser Therapie kam es ohne erneute Diuretikagabe zu Polyurie (4,3 ml/min) und zu rasch ansteigender Kreatinin-Ausscheidung mit Clearance von 17,5 ml/min (Abb. 17). Die volumenkontrollierte Beatmung mit einem Atemzugsvolumen von nur 13 ml/kg KG und niedrigem inspiratorischem Fluß (Abb. 14) führte zu dem hohen endinspiratorischen Druck von 34 cm H_2O, d.h. die Compliance war stark erniedrigt. Unter dieser Therapie war 2 Stunden später das P_aO_2 (F_IO_2 = 1) auf 402 angestiegen. Bei dem erhöhten endinspiratorischen Druck infolge von Compliance-Verlust war eine Reduktion des Atemzugsvolumens wünschenswert, und da der sehr günstige primäre Verlauf eine gute Prognose annehmen ließ, wurde das Atemzugsvolumen zunächst versuchsweise auf 10 ml/kg KG erniedrigt. Darauf folgte keine Verschlechterung des Gasaustauschs, so daß diese Beatmungsweise fortgeführt wurde. 4 Stunden später war der intrapulmonale Rechts-Links-Shunt noch weiter abgefallen; der endinspiratorische Druck betrug nur noch 30 cm H_2O (Abb. 18). Die Patientin erwachte am 5. Tag aus dem Koma, am 7. Tag begann das Spontanatmungstraining, am 9. Tag war die Patientin von der Beatmungsmaschine entwöhnt, konnte am 11. Tag auf die Pflegeabteilung verlegt und 8 Tage später geheilt entlassen werden.
Die Diagnose „abdominelle Sepsis“ wurde retrospektiv gesichert, denn die Kulturen von peritonealer Spülflüssigkeit und Blut ergaben Klebsiellen. Dieser Befund lag aber erst am 4. Tag vor, zu einem Zeitpunkt, in dem die „blind“ geführte Antibiotika-Therapie (Gentamycin und Lincamycin) bereits wieder abgesetzt war. Die nachgewiesenen Klebsiellen waren auf Gentamycin empfindlich. Wäre unsere „blinde“ Antibiotikawahl gegen den Erreger unwirksam gewesen, so wäre die Behandlung der Akutsituation erfolglos geblieben.

Dieser typische Verlauf gibt Anlaß zu folgenden allgemeinen Feststellungen:

1. Der septische Schock beginnt selten schlagartig; die meist diskrete Vorgeschichte von 6 bis 24 Stunden wird aber oft nicht beachtet oder bagatellisiert.

		INTUBATION		
F_IO_2	0,21	0,5	1,0	1,0
Sp. / B.	Sp.	Sp.	B.	B.
P_aO_2 (mm Hg)	71	50	402	431
P_aCO_2 (mm Hg)	23	26	26	36
AF (min^{-1})	30	32	8	8
AZV (ml / kg)	-	-	13	10
$P_{insp.}$ (cm H_2O)	-	-	34	30
PEEP (cm H_2O)	-	-	10	10
Zeit	22 h	24 h	02 h	08 h

Abb. 14. Inspiratorische Sauerstoffkonzentration, Atemmechanik und Gasaustausch beim Ausbruch eines capillary leak syndrome und unter früher Behandlung. Gleiche Patientin wie Abb. 12. Siehe Text Sp = Spontanatmung; B = volumenkontrollierte Beatmung; AF = Atemfrequenz resp. Beatmungsfrequenz; AZV = Atemzugsvolumen; P_{insp} = endinspiratorischer Trachealdruck

2. Die stürmische Phase kündigt sich oft durch psychische Veränderungen an. Werden diese falsch gedeutet und symptomatisch, d.h. mit Sedativa, behandelt, oder erzwingt gar eine akute exogene Reaktion die notfallmäßige Sedation, so leitet diese Sedation den akuten Kreislaufzusammenbruch ein.
3. Im Verlauf des akuten Geschehens können Hämodynamik, Nierenfunktion, Gerinnung und Lungenfunktion gleichzeitig und perakut zerstört werden und bleiben 1–2 Tage von wahrhaft intensiver Therapie abhängig.
4. Erfolgt die Therapie in einem ebenso massiven Gegenschlag, so kann der Verlauf günstig sein. Die entschlossene Therapie aller infolge der Sepsis veränderten Funktionskreise führt unter adäquater Beatmung in kurzer Zeit zu „normalen" Blutgasen, jedoch kann nur mit definitiver Heilung gerechnet werden, wenn die Beatmung fortgeführt wird, bis auch die Compliance und die pulmonal-vaskuläre Hypertension behoben sind. Ist es zum proliferativen Stadium des ARDS gekommen, so wird die Prognose schlecht.
5. Im Gegensatz zum Schock bei akuter Hypovolämie oder bei akutem kardiogenem low flow (inklusive akuter Bradykardie) findet sich im septischen Schock, selbst bei der häufig erniedrigten AVD, eine arterielle Hypoxämie, d.h. ein dramatischer Anstieg des $\dot{Q}_S/\dot{Q}_T$ infolge capillary leak syndrome mit gleichzeitigem rasanten Auftreten aller Symptome der exsudativen Phase des ARDS.
6. Die Notfallversorgung eines septischen Schocks (Abb. 19) verlangt für etwa 3 bis 6 Stunden den vollen Einsatz eines gut eingespielten Teams. Jede Minute der Verzögerung der

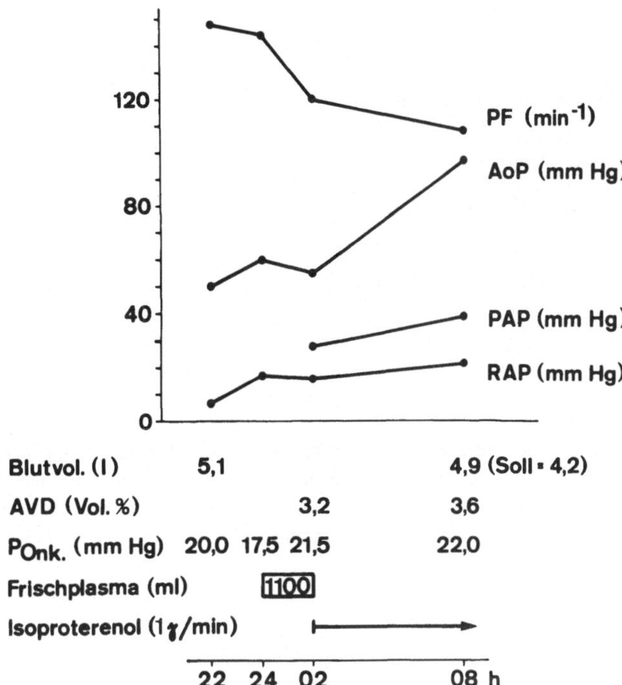

Abb. 15. Hämodynamik der in Abb. 12 beschriebenen Patientin. Es findet sich zunächst eine tachykarde Hypotension mit niedrigem Rechtsvorhofdruck trotz gegenüber der Norm leicht erhöhtem zirkulierenden intravaskulären Volumen und unauffälligem kolloid-osmotischem Druck (dieser Wert findet sich normalerweise 36 Stunden nach ungetrübtem postoperativen Verlauf nach Laparotomie). Siehe Text P_{onk} = kolloid-osmotischer Druck; PF = Pulsfrequenz; AoP = mittlerer Aortendruck; PAP = mittlerer pulmonal-arterieller Druck; RAP = Rechtsvorhofdruck (oder zentralvenöser Druck)

Thrombozyten (/ mm^3)	76'000	61'000	72'000	71'000
Fibrinogen (mg %)	60	46	80	115
Faktor V (%)	34	28	29	51
Frischplasma (ml)		1100		
Zeit	22 h	24 h	02 h	08 h

Abb. 16. Verlauf der Gerinnungsfaktoren bei der in Abb. 12 beschriebenen Patientin. Während der ersten 2 Stunden dauert der Prozeß der Verbrauchskoagulopathie an: sowohl die bereits erniedrigte Thrombozytenzahl als auch die bereits erniedrigte Fibrinogen- und Faktor V-Konzentration fallen weiter. Sofortige Stabilisierung der Thrombozytenzahl und der Plasmafaktoren nach Frischplasma-Infusion und anschließende spontane Besserung der Plasmafaktoren

Diurese (ml / min)	0		0,5		0,7	4,3
Kreatinin-Clearance (ml / min)						17,5
AoP (mm Hg)	50		60		55	97
Mannitol (ml)		100		100		
Isoproterenol (1 γ / min)					├────	──→
Zeit	22 h		24 h		02 h	08 h

Abb. 17. Nierenfunktion, Diuretika (Mannitol), Aortendruck und Kreislauftherapie (Isoproterenol) der in Abb. 12 beschriebenen Patientin. Nach der initialen Anurie kann mit Mannitol nur eine oligurische Wasserdiurese ohne meßbare Clearance erzielt werden. Erst nach Normalisierung auch der Hämodynamik kann eine Polyurie mit dann rasch ansteigender Clearance festgestellt werden

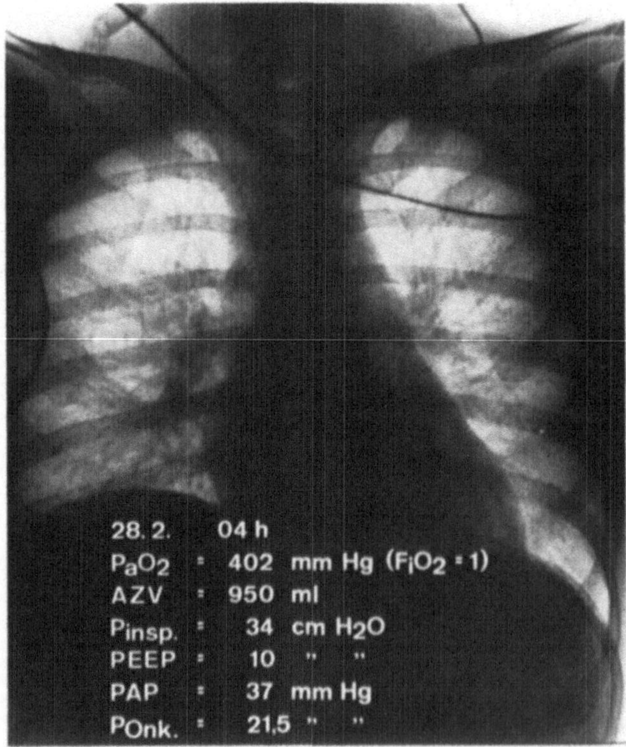

Abb. 18. Thoraxröntgenbild der in Abb. 12 beschriebenen Patientin nach erfolgreicher initialer Therapie. Entsprechend der immer noch reduzierten Compliance und der pulmonalen Hypertension findet sich ein diffuses interstitielles Ödem. Unter Beatmung ist der Gasaustuasch fast normal: P_aO_2 = 402 mm Hg bei F_IO_2 = 1

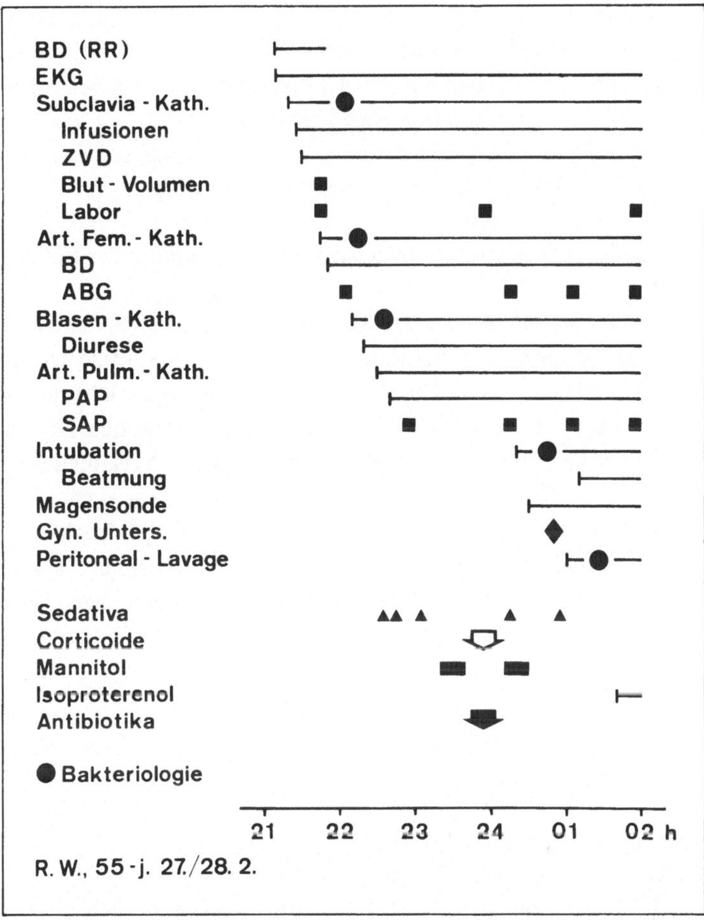

Abb. 19. Akutversorgung der in Abb. 12 beschriebenen Patientin mit septischem Schock. Sofort ist der Blutdruck nach Riva-Rocci meßbar und das EKG auf dem Skop sichtbar. Nach wenigen Minuten ist ein Subklaviakatheter gelegt, die Infusionstherapie kann beginnen, der Zentralvenendruck gemessen werden, Blutentnahmen für Laboratoriumsbestimmungen sind möglich, das zirkulierende Blutvolumen kann bestimmt werden, Blut für Blutplatten kann entnommen werden. Nach 20 Minuten ist auch die femoral-arterielle Kanüle gelegt: der Blutdruck kann elektrisch gemessen werden, arterielle Blutproben für die Blutgasanalyse können entnommen werden. Erneut werden Blutproben für Blutplatten entnommen. Der Blasenkatheter wird gelegt, der Urin kann für die bakteriologische Untersuchung gewonnen werden, die Diurese kann nach Entleerung der Blase überwacht werden. Der pulmonal-arterielle Katheter ist eingelegt, pulmonaler Mitteldruck, indirekter Linksvorhofdruck, Sättigung in der A. pulmonalis (SAP, d.h. gemischt-venöse Sättigung) können bestimmt werden, der Herzindex ist meßbar. Inzwischen wurde die Intubation notwendig, es wird beatmet. Die Magensonde wird eingelegt. Nach der gynäkologischen Untersuchung erfolgt die Einlage eines Peritoneal-Spülkatheters zur Überwachung der Peritonealhöhle durch wiederholte Spülung (Lavage) und Gewinnung von Peritoneal-Spülflüssigkeit für die bakteriologische Untersuchung. Sedativa werden verabreicht, ebenso Corticoide, Mannitol und Antibiotika. Es beginnt der Isoproterenol-Dauertropf. Die Akutbehandlung hat kurz nach 21.00 Uhr begonnen; gegen 02.00 Uhr hat man die Situation im Griff. Schlußfolgerung: „sofort“ und „ohne Verzug“ gibt es nur auf dem Papier; bei einem guten Team mit guter Ausrüstung dauert die Akutversorgung in Wirklichkeit Stunden

wirksamen Therapie hat eine Verlängerung der Erholung um Stunden zur Folge, wenn der Verlauf nicht sogar den „point of no return" überschreitet, denn die Zeit ist beim septischen Geschehen ein selbständiger pathogenetischer Faktor. Die Notfallversorgung nimmt 2 Ärzte und 2 Intensivpflegeschwestern fast ununterbrochen in Anspruch. Fehlt das trainierte Team oder die adäquate Ausrüstung, so wird die Notfallversorgung schleppend, und die Aussichten auf Heilung sind gering.

7. Die Therapie besteht
   1. in der weitgehend *symptomatischen Behandlung* der Folgen des septischen Geschehens, und
   2. in der *kausalen Behandlung* der Ursache des septischen Geschehens.

   Nicht nur die symptomatische sondern auch die kausale Therapie müssen ohne Verzug durchgeführt werden. Gelingt die kausale Therapie nicht und dauert der septische Prozeß an, so wird ein eventueller Erfolg der symptomatischen Therapie nicht von Dauer sein, und der Patient erliegt schließlich dem andauernd rezidivierenden Geschehen. Erfordert die kausale Therapie einen chirurgischen Eingriff, so darf der schlechte Allgemeinzustand des Patienten das Risiko der Operation nicht als „zu hoch" einschätzen lassen, es sei denn, der Zustand sei so schlecht, daß nicht einmal der Versuch gewagt werden kann, einen mit Sicherheit tödlichen Verlauf abzuwenden. Das „Verschieben" eines zur kausalen Behandlung des septischen Geschehens notwendigen Eingriffs ist Resignation.

3.3 Erniedrigte Compliance

3.3.1 Begriffe und Messung

Der Quotient von Zunahme des Lungenvolumens dividiert durch die dazu notwendige Steigerung des Trachealdrucks wird „effektive Compliance" genannt.

Ein Beispiel soll diese Berechnung am Beatmeten zeigen: Beträgt bei einem PEEP von 10 cm H_2O der endinspiratorische Trachealdruck 35 cm H_2O, so fällt während der Exspiration der Trachealdruck um 25 cm H_2O. Wird bei dieser Ausatmung ein Atemzugsvolumen von 1000 ml gemessen, so beträgt die

$$C_{eff} = \frac{1000\ \text{ml}}{25\ \text{cm}\ H_2O} = 40\ \text{ml/cm}\ H_2O.$$

Die C_{eff} ist eine komplexe Größe, in die die „Dehnbarkeit" der Lunge, d.h. die pulmonale Compliance, die Verschiebbarkeit des Zwerchfells und die Erweiterungsfähigkeit des Thoraxskeletts, d.h. die thorakale Compliance, eingehen. In unserem Zusammenhang interessiert jedoch vor allem die Dehnbarkeit der Lunge allein. Zu ihrer Bestimmung muß aber die inspiratorisch-exspiratorische Differenz des transpulmonalen Druckgradienten in die Compliance-Formel eingesetzt werden. Mit der Methode der Oesophagussonden-Perfusion [18] ist dies heute auch am schwerkranken Intensivpatienten zuverlässig möglich.

3.3.2 Compliance und ARDS

Der Abfall der pulmonalen Compliance findet sich bereits als Frühzeichen des exsudativen Stadiums des ARDS. Da die thorakale Compliance nicht von der Entwicklung des ARDS betroffen wird, kann ihre eventuell gegenläufige Veränderung, z.B. Compliance-Anstieg bei Relaxation oder tiefer Sedation, bei alleiniger Betrachtung der effektiven Compliance den Abfall der Lungencompliance verschleiern. Bleibt aber die thorakale Compliance unverändert, so muß unter Beatmung ein Anstieg des endinspiratorischen Trachealdrucks als

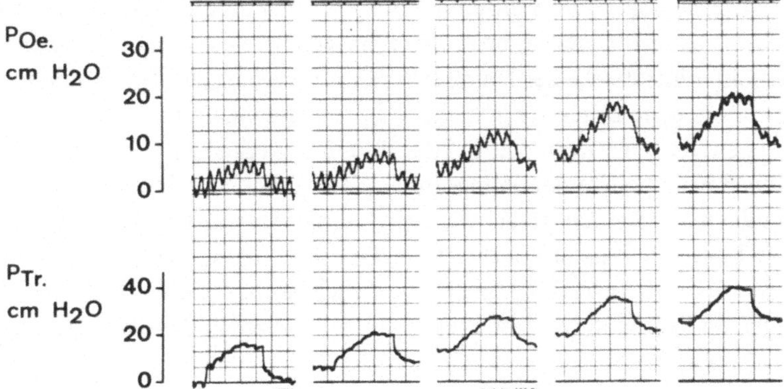

Abb. 20. Transpulmonaler Druckgradient am Lungengesunden. Registrierung des Verlaufs des intratrachealen Druckes (P_{Tr}) und des intrathorakalen Druckes (P_{Oe}) mit Hilfe der Oesophagus-Perfusions-Methode (18) bei einem lungengesunden Patienten in der früh-postoperativen Phase nach aortokoronarem Bypass. Ohne Veränderung des an der Beatmungsmaschine eingestellten Atemzugsvolumens wird der positiv-endexspiratorische Druck (PEEP) schrittweise erhöht.
Unter Anheben des PEEP von 0 bis 26 cm H_2O steigt der endinspiratorische Druck von 16 auf 41 cm H_2O; die inspiratorisch-exspiratorische Druckdifferenz bleibt also konstant. Der intrathorakale Druck (P_{Oe}) steigt dabei exspiratorisch von 0 bis 10 cm H_2O und inspiratorisch von 6 bis 20 cm H_2O. Die endinspiratorische transpulmonale Druckdifferenz ($P_{Trach} - P_{Oe}$) beträgt also bei Beatmung ohne PEEP 10 cm H_2O und steigt nur auf 21 cm H_2O bei einem PEEP von 26 cm H_2O. Vgl. Abb. 21

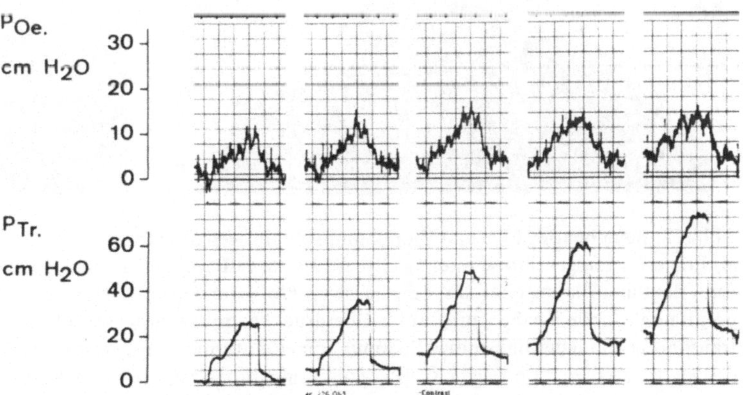

Abb. 21. Transpulmonaler Druckgradient bei ARDS. Gleiche Registrierungen wie in Abb. 20 an einem Patienten mit ARDS im Übergang von der exsudativen in die proliferative Phase (anläßlich der Narkoseeinleitung für die totale Magenresektion wegen Kardiakarzinom kommt es bei dem 71jährigen Patienten zur Aspiration. Auf dem Boden der Aspirationspneumonie mit Sepsis entwickelt sich ein ARDS. p.p.-Heilung im Operationsgebiet. Langsame pulmonale Besserung; nach 3 Wochen Beatmung Beginn des Weanings; 6 Wochen nach der Operation Entlassung nach Hause).
Bei Anstieg des PEEP von 0 auf 22 cm H_2O steigt der endinspiratorische Trachealdruck von 27 auf 75 cm H_2O. Dabei steigt der endinspiratorische intrathorakale Druck von 10 auf nur 14 cm H_2O. Die transpulmonale Druckdifferenz ($P_{Trach} - P_{Oe}$) steigt damit von 17 auf 61 cm H_2O. Die Lunge ist also so steif, daß sie sich nicht dehnen läßt, so daß endinspiratorisch erschreckend hohe intratracheale Drucke festgestellt werden müssen; da diese hohen intratrachealen Drucke Folge der fehlenden Expansionsfähigkeit der Lunge sind, steigt der intrathorakale Druck nicht entsprechend an. Siehe Text

Frühzeichen des ARDS differentialdiagnostisch diskutiert werden. Im proliferativen Stadium wird bei zunehmender Fibrose der Elastizitätsverlust der Lunge so groß, daß auch ein massiv erhöhter intratrachealer Druck sich nur noch wenig auf den Pleuraraum überträgt, d.h. der intrathorakale Druck steigt nicht entsprechend an, und die transpulmonale Druckdifferenz erreicht extreme Werte (Abb. 20 u. 21). Der Verlust an pulmonaler Compliance zwingt, zunehmend höhere Beatmungsdrucke in Kauf zu nehmen; ein Beatmungspneumothorax ist dann nicht selten. Dabei wird das Fehlen jeder Elastizität der Lunge offensichtlich, da die Lunge nicht mehr kollabiert; da die Fibrose zustande kam, als die Lunge den Sinus phrenicocostalis ausfüllte, bleibt die Ausgußform des Sinus mit der scharfen unteren Kante auch im Pneumothorax erhalten und ist radiologisch deutlich sichtbar (Abb. 22).

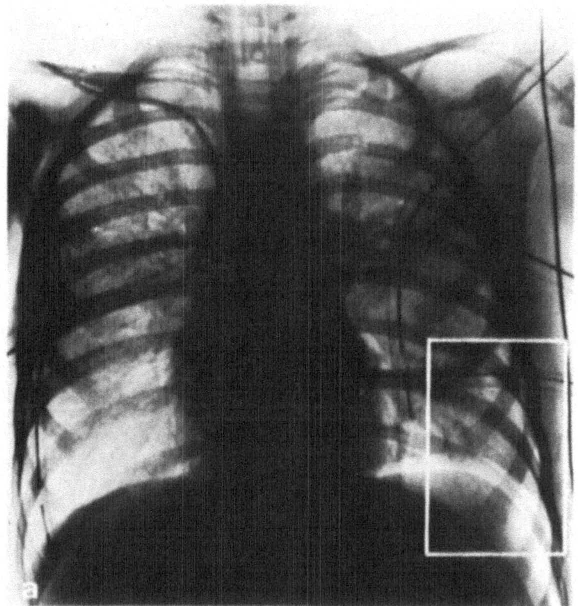

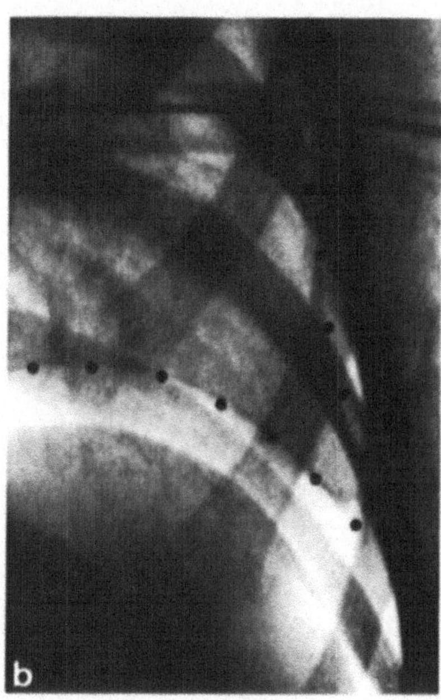

Abb. 22. Beim häufigen Pneumothorax im proliferativen Stadium des ARDS wird der Compliance-Verlust als Folge der Lungenfibrose direkt sichtbar: die steife Lunge behält auch im Pneumothorax die Ausgußform des Sinus phrenicocostalis, d.h. sie ist im Profil der a.-p.-Aufnahme spitz zulaufend (der 5jährige polytraumatisierte Knabe wurde unter Überdruckbeatmung ohne Bülau-Drainage mit der Ambulanz transportiert, und der linksseitige Spannungspneumothorax wurde erst 6 Stunden nach dem Unfall anläßlich der Reanimation wegen Kreislaufzusammenbruch realisiert und drainiert; das anschließend entstandene Lungenödem wurde erst nach 24 Stunden erfolgloser Therapie mit Hilfe des pulmonal-arteriellen Thermodilutionskatheters abgeklärt; unter der dann einsetzenden diuretischen Therapie klang das Lungenödem ab; die Lehrbuch-artige Entwicklung des ARDS mit beidseitigen Pneumothoraces und Luftfisteln kann nicht abgewendet werden; Exitus 24 Tage nach Unfall). Übersichtsaufnahme und Ausschnitt-Vergrößerung

3.3.3 Rückwirkungen der Beatmung auf den Kreislauf

Zur Beurteilung der Ventrikelfunktion wird der enddiastolische Füllungsdruck als Differenz gegen den Barometerdruck gemessen. Zur Interpretation dieser Differenz als transmurale Druckdifferenz wird der intrathorakale Druck als identisch mit dem Barometerdruck vorausgesetzt. Selbstverständlich kann diese Voraussetzung unter Überdruckbeatmung nicht zutreffen, und es wird deshalb weltweit – allerdings ohne exakte Messung – damit gerechnet, der intrathorakale Druck sei unter Beatmung entsprechend dem intratrachealen Druck erhöht. Da aber bei ARDS der intrathorakale nur begrenzt und in nicht voraussagbarem Ausmaß mit dem intratrachealen Druck ansteigt, können Veränderungen der Vorhofdruckwerte infolge Veränderungen der Beatmungsdrucke nur spekulativ im Hinblick auf Veränderungen der Ventrikelfunktion interpretiert werden. Die exakte Beurteilung der Ventrikelfunktion unter Beatmung erfordert deshalb sowohl die Messung der Druckwerte in den Vorhöfen (gegen Atmosphäre) als auch die Messung des intrathorakalen Druckes (gegen Atmosphäre), da nur dann die für die Ventrikelfunktion maßgebende transmurale Druckdifferenz bestimmt werden kann.

Die Rückwirkungen der Beatmung auf den Kreislauf eines einzelnen Patienten können wir heute nicht mit Sicherheit voraussagen; sie sind gelegentlich geradezu überraschend. Es ist nicht ausgeschlossen (aber ungenügend untersucht), daß bei guter Lungencompliance mit vergleichbarem Anstieg von Trachealdruck und intrathorakalem Druck ungünstige Rückwirkungen auf den Kreislauf eher auftreten als bei schlechter Compliance, bei der sich der intratracheale Druck nur wenig auf das Herz überträgt.

3.3.4 Beatmung und Compliance

Unter Beatmung mit großem Atemzugsvolumen und PEEP steigt zunächst der intratracheale endinspiratorische Druck stark an, aber innerhalb von wenigen Stunden kann sich unter dieser Beatmung die Compliance verbessern, so daß der endinspiratorische Druck langsam mehr und mehr abfällt. Das zu erwartende Ausmaß dieser Verbesserung kann individuell nicht vorausgesehen werden. Eine wesentliche Verbesserung ist aber doch so häufig, daß sie bei ARDS der generellen Anwendung von PEEP zum Durchbruch verholfen hat, obwohl primär der endinspiratorische Druck ansteigen mag.

Die Vergrößerung der Compliance bei steigendem PEEP ist begrenzt und nicht linear. Die maximale Compliance wird bei einem bestimmten individuellen Wert erreicht, welcher sich während des Verlaufs ändert. Bei weiterer Steigerung des PEEP sinkt die Compliance wieder ab. Es war das Verdienst Suters [21] nachzuweisen, daß das individuelle und derzeitige Optimum der effektiven Compliance als Funktion von PEEP mit dem Optimum der Sauerstofftransportkapazität als Funktion von PEEP übereinstimmt („best PEEP“). Da jedoch nicht alle von Suter untersuchten Patienten relaxiert waren, muß nicht in jedem Fall die thorakale Compliance während des ganzen Untersuchungsgangs unverändert geblieben sein; es stellt sich deshalb die spannende Frage, ob derselbe Zusammenhang auch bei Untersuchung der pulmonalen Compliance gefunden wird.

3.3.5 Compliance und Verlauf

Die Compliance ist ein guter Parameter für die Beurteilung des klinischen Verlaufs des ARDS (Abb. 23 und 24). In fortgeschrittenem Stadium mit stark erniedrigter Compliance kann die wünschenswerte Beatmungsweise undurchführbar werden. Die Wahrscheinlichkeit, mit welcher bei einer bestimmten transpulmonalen Druckdifferenz ein Beatmungspneumothorax entsteht, hängt in so hohem Maße von den Veränderungen der Lunge ab, daß es meist ein Ermessensentscheid bleibt, die Grenze des endinspiratorischen Druckes festzulegen, bei deren Überschreitung das Atemzugsvolumen erniedrigt und die Atemfrequenz erhöht werden soll.

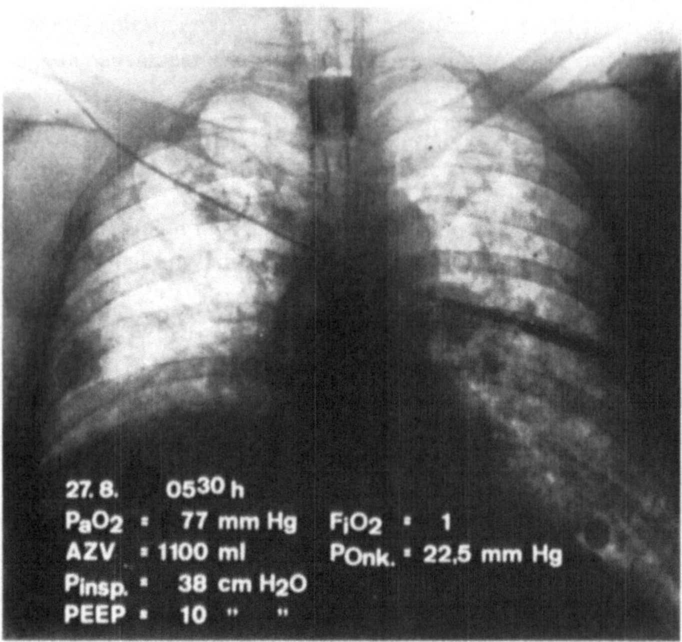

Abb. 23. Thoraxröntgenbild eines 38jährigen Mannes 48 Stunden nach der notfallmäßig durchgeführten Ulkusumstechung und proximal selektiven Vagotomie bei 3 Tage lang konservativ behandeltem, schokkierend blutendem Ulcus duodeni. 2 Stunden nach notfallmäßiger Intubation und volumenkontrollierter Beatmung bei foudroyant verlaufender postoperativer, akuter respiratorischer Insuffizienz.
Auf dem Boden der vorausgegangenen wiederholten Schockzustände, des postoperativen Zwerchfellhochstandes und der geringen Kooperation des Patienten mit den Wesenszügen des chronischen Alkoholikers breitet sich die konfluierende Pseudomonas-Pneumonie rasch aus, und es können bald alle Symptome des ARDS mit ausgeprägtem exsudativem und beginnendem proliferativen Stadium festgestellt werden. Vgl. Abb. 24

Besteht bereits initial ein *Pneumothorax mit Luftfistel,* so entscheiden die ersten Stunden über den ganzen Verlauf. Gelingt es, eine adäquate Therapie und eine optimale Beatmung zu etablieren, bevor die Compliance wesentlich gesunken ist, so ist die Prognose gut. Ist aber die Compliance bereits tief, so wird bei niedrigem inspiratorischem Fluß ein wesentlicher Teil des Atemzugsvolumens über den Pneumothorax und die Thoraxdrainage verlorengehen, so daß die dringend indizierte Beatmungstherapie in den behandlungsbedürftigen Lungenbezirken keine Wirkung haben kann und die Entfaltung der Lunge unvollständig bleibt.

3.4 Erhöhter pulmonal-vaskulärer Widerstand

3.4.1 Begriffe und Messung

Der vaskuläre Widerstand wird (in Analogie zum Ohm'schen Gesetz) definiert als Quotient von Druckdifferenz über dem untersuchten Strombett und Durchfluß durch dieses Strombett (Abb. 25).

Da die Bestimmung des Herzminutenvolumens und der 4 Druckwerte während der oft hektischen Behandlung nicht immer möglich ist, wurden einfachere Verfahren gesucht, um einen erhöhten pulmonal-vaskulären Widerstand (PVR) festzustellen. Die Beurteilung des PAP allein wäre am einfachsten.

Namentlich in der Akutphase, wenn für spezielle diagnostische Prozeduren oder kleinere Eingriffe immer wieder umgelagert werden muß, obwohl die Frakturen noch nicht fixiert sind, und die optimale

Spontan / Beatmung	Sp.	B.	B.	B.	B.	Sp.	Sp.	Sp.
F_IO_2	0,9	1,0	1,0	0,6	0,3	0,3	0,2	0,2
P_aO_2 (mm Hg)	44	77	75	136	76	91	68	92
AF (min^{-1})	28	10	10	8	9	16	24	-
AZV (ml / kg)	-	12	12	20	18	-	-	-
$P_{insp.}$ (cm H_2O)	-	38	36	41	30	-	-	-
eff. Compliance (ml / cm H_2O kg)		0,31	0,33	0,48	0,6			
PEEP (cm H_2O)	-	10	10	13	5	5	-	-
Datum	27.8.			29.8.	2.9.		3.9.	9.9.
Zeit	04 h	05 h	10 h		14 h	15 h		

R.M. , 38-j., 27. 8.

Abb. 24. Verlauf von Gasaustausch und Atemmechanik des in Abb. 23 vorgestellten Patienten. Unter negativer Wasserbilanz mit Hilfe von Diuretika steigt die Compliance, so daß das Atemzugsvolumen vergrößert werden kann. Dabei fällt der intrapulmonale Rechts-Links-Shunt, so daß die inspiratorische Sauerstoffkonzentration bald erniedrigt werden kann. Nach 12 Tagen Beatmung kann der Patient extubiert und nach weiteren 2 Wochen geheilt entlassen werden

$$(1)\quad SVR = \frac{AoP - RAP}{CI} \qquad (2)\quad PVR = \frac{PAP - LAP}{CI}$$

$$(3)\quad \frac{SVR}{PVR} = \frac{\frac{AoP - RAP}{CI}}{\frac{PAP - LAP}{CI}}$$

$$(4)\quad \frac{SVR}{PVR} = \frac{AoP - RAP}{PAP - LAP}$$

Abb. 25. Definition des vaskulären Strömungswiderstandes im Systemkreislauf (SVR = systemic vascular resistance) und im pulmonalen Kreislauf (PVR = pulmonary vascular resistance). Ableitung des Quotienten SVR/PVR. Siehe Text

Analgesie und Sedation noch nicht erreicht werden konnte, wird der Patient immer wieder durch Schmerzen aus dem Halbschlaf herausgerissen. Dabei steigen in unterschiedlichem Ausmaß das Herzminutenvolumen einerseits und die Widerstände in beiden Kreisläufen andererseits, so daß der Aortendruck und der pulmonal-arterielle Druck häufig parallel ansteigen und auch wieder parallel abfallen. Ein Anstieg des PAP allein erlaubt also nicht, die bei ARDS gefürchtete pulmonal-vaskuläre Hypertension zu diagnostizieren. Auf den Quotienten von system-vaskulärem und pulmonal-vaskulärem Widerstand jedoch können sich in beiden Kreisläufen parallele Veränderungen nicht auswirken. Da in diesem Quotienten das Herzminutenvolumen durch Kürzung entfällt, kann er sogar ohne Messung des Herzminutenvolumens bestimmt werden, was zur praktischen Anwendbarkeit beiträgt (Abb. 25, Formel (4)). Wird zur weiteren Vereinfachung vernachlässigt, daß ein eventuell unterschiedliches Verhalten von linkem und rechtem Vorhofdruck unseren Quotienten in begrenztem Ausmaß verändern kann, und dividieren wir nur noch AoP durch PAP so liegt in diesem Quotienten ein rasch, einfach und leicht erreichbares rohes Maß für die Erhöhung des pulmonal-vaskulären Widerstandes. Der aortopulmonale Quotient beträgt normalerweise mehr als „4", mindestens aber soll er höher als „3" sein. Bei einem mittleren AoP von 100 mm Hg soll (unter Beatmung) der PAP 25 mm Hg nicht überschreiten. Steigt bei unverändertem AoP der PAP höher an und sinkt der aortopulmonale Quotient unter „3", so muß (mit der nötigen Reserve in bezug auf die vorgeführten Vereinfachungen) alarmierend vermutet werden, daß eine pulmonal-vaskuläre Hypertension entstanden ist.

3.4.2 Therapie des erhöhten pulmonal-vaskulären Widerstandes

In der exsudativen Phase des ARDS sind an der pulmonal-vaskulären Widerstandserhöhung mehrere Komponenten beteiligt: nämlich das interstitielle Ödem, die Azidöse, die regionale Minderbelüftung, eventuell Mikroembolien oder sogar der Kapillarschaden per se. Deshalb ist der erhöhte pulmonal-vaskuläre Widerstand (PVR) kurzfristig *therapeutisch beeinflußbar:* er sinkt unter Beatmung, Korrektur der metabolischen Azidose, negativer Wasserbilanz und unter Pharmakotherapie (Isoproterenol und Phentolamin). In der proliferativen *Spätphase* des ARDS repräsentiert der erhöhte PVR den fortgeschrittenen Gefäßuntergang und ist kurzfristig *therapeutisch nicht beeinflußbar.* Bei hohem, therapeutisch nicht beeinflußbarem PVR ist die Prognose entsprechend schlecht.

In der Regel kann ein früh erfaßter Anstieg des PVR durch differenzierte Beatmung und Steigerung des Herzminutenvolumens bis zum Bedarfs-Herzindex rasch am weiteren Ansteigen gehindert und bald sogar gesenkt werden. Ist die Situation zu spät erkannt und behandelt worden, oder bleibt der PVR trotz adäquater Therapie hoch, so muß in der sicheren Annahme, daß jedem difinitiven Kapillaruntergang eine Kapillarthrombose vorausgehe, die volle Heparinisierung erwogen werden.

3.5 Funktionelle Residualkapazität und closing capacity

3.5.1 Begriffe

FRC: Nach ruhiger Einatmung enthält die Lunge des gesunden Erwachsenen etwa 3,5 l Gas; nach ruhiger Ausatmung eines normalen Atemzugsvolumens von 0,5 l bleiben etwa 3 l zurück, nämlich die *funktionelle Residualkapazität* (FRC) [3]. Bei Ausatmung sinkt somit das Volumen aller Alveolen um etwa 15%, woraus unter der (nicht zutreffenden) Voraussetzung, daß die atemabhängige Volumenänderung der halbkugeligen Alveolen in der ganzen Lunge dieselbe sei, würde der Radius einer Alveole exspiratorisch nur um 5%, also außerordentlich wenig, verkleinert. Da aber der intrapleurale Druck infolge der Schwerkraft basal (also erd-nah) gegenüber dem Barometerdruck weniger erniedrigt ist als oben (also erd-fern), verkleinern sich die Alveolen exspiratorisch unterschiedlich: basal schrumpfen sie exspiratorisch mehr, oben weniger. Auch bei ungestörter Bildung oberflächenaktiver Substanzen (surfactant) werden exspiratorisch immer wieder einzelne basale Alveolen die kritische Volumengröße unterschreiten, so daß die exspiratorisch ansteigende Oberflächenspannung diese Alveolen kollabieren läßt.

Closing capacity: Wenn bei zunehmender Verminderung des Lungenvolumens auch kleinere Luftwege vom Durchmesser von 0,5–0,8 mm kollabieren, so sind die über einen verschlossenen Bronchiolus beatmeten Alveolen isoliert. Der Gasaustausch in den isolierten Alveolen ist schlagartig limitiert. Die vermehrte venöse Beimischung hat einen Abfall des P_aO_2 zur Folge. Auch diese Störung ist in Abhängigkeit von der Schwerkraft basal (erd-nah) lokalisiert. Die funktionell vom Tracheobronchialbaum abgeschnittenen Alveolen können zum Gasaustausch erst wieder beitragen, wenn die kollabierten Luftwege inspiratorisch eröffnet werden und die Alveolen wieder mit den zentralen Luftwegen kommunizieren. Das größte Lungenvolumen, bei dem Luftwegskollaps an der Vermehrung der venösen Beimischung gerade eben festgestellt werden kann, wird „closing capacity" genannt [4]. Je kleiner die Differenz zwischen funktioneller Residualkapazität und closing capacity, desto eher entstehen Atelektasen. Jeder Umstand, der eine Erniedrigung der FRC oder einen Anstieg der closing capacity ermöglicht, wird deshalb für den chirurgischen Patienten ein Risikofaktor.

3.5.2 Ursachen und Folgen von Änderungen der FRC und der closing capacity

Körperlage: Allein schon die *flache Rückenlage* des chirurgischen Patienten erhöht das Risiko: die FRC beträgt im Stehen 3,2 l, im Sitzen und in halbsitzender Stellung (60°-Position) 3 l, in 30°-Lage 2,5 l, in flacher Rückenlage 2,2 l und in 30°-Kopftieflage (Trendelenburg-Lage) 2 l [15]. Ungünstig wirken sich auch altersabhängige Veränderungen aus: mit zunehmendem Alter steigt die closing capacity und sinkt die FRC: die closing capacity erreicht die FRC in aufrechter Körperstellung durchschnittlich mit 66 Jahren, in flacher Rükkenlage jedoch bereits mit 44 Jahren [11]. Außerdem ändert sich mit der Körperlage auch die Compliance: die statische Lungencompliance beträgt in aufrechter Körperstellung 200 ml/cm H_2O, im Liegen aber nur 150 ml/cm H_2O [17]. Eine zusätzliche Gefahr entsteht durch die Verkettung von Atemwegswiderstand und FRC: bei einer FRC von 3 l (d.h. in aufrechter Körperstellung) beträgt er 0,1 kPa l^{-1} s, ist aber bereits auf 0,16 kPa l^{-1} s erhöht bei einer FRC von 2,2l (d.h. im Liegen) [12, 22].

Adipositas: Proportional zum Übergewicht sind FRC und Compliance erniedrigt, und der Atemwegswiderstand erhöht [10].

Die erwähnten Beziehungen haben für den chirurgischen Patienten zur Folge, daß allein schon die mindestens per- und unmittelbar postoperativ unumgängliche flache Rückenlage über Änderungen der Atemmechanik das ungehemmte Entstehen von respiratorischen Komplikationen begünstigt. Diese Anfälligkeit wird noch gesteigert durch die atemmechanischen Veränderungen in vorgerücktem Alter und bei Adipositas.

Narkose: Die Allgemeinnarkose verursacht auch am lungengesunden Patienten atemmechanische Veränderungen, die das Risiko für pulmonale Komplikationen erhöhen. Folgende Veränderungen sind nachgewiesen:

1. Die FRC fällt in den ersten Minuten nach Anästhesiebeginn, und zwar mit und ohne Relaxation [6, 7, 10]. Dabei tritt das Zwerchfell in den Thoraxraum; die Zwerchfellverschiebung entspricht quantitativ dem Volumenverlust an FRC [8].
2. Eine erhöhte inspiratorische Sauerstoffkonzentration verursacht keinen zusätzlichen Abfall der FRC [6, 9].
3. Die FRC fällt nur wenig, wenn bei erhaltenem Bewußtsein beatmet wird [10].
4. Die Erniedrigung der FRC bleibt postoperativ über Tage bestehen [1].

Diese Befunde erklären, weshalb die Vollnarkose per se die FRC erniedrigt, bis sie nahe an die closing capacity rückt und damit über Atelektasen die Bronchopneumonie vorbereitet. Dieselben Mechanismen führen zur Bronchopneumonie, wenn die Entfaltung der Lunge beeinträchtigt ist: Pneumonie-disponierende Zustände beim chirurgischen Patienten sind deshalb

- der Zwerchfellhochstand bei postoperativem Meteorismus oder Ileus, oder auch nur bei gasgefülltem Magen, aber auch
- intrapleurale Ergüsse oder Pneumothorax.

Die Befunde erklären einige Empfehlungen, die am langzeitbeatmeten Patienten empirisch eindeutig belegt sind:

- Wenn immer möglich, soll der beatmete Patient wach sein; tiefe Sedation oder gar Relaxation sind zu vermeiden.
- Wenn immer möglich, soll der Patient halbsitzend, sitzend auf dem Sessel oder gar unter „Gehen an Ort" beatmet werden.
- Die Thoraxdrainagen sind durch „Melken" und Kneten der Schläuche freizuhalten; die regelmäßige Verdauung ist zu pflegen.

4. Die Entstehung des ARDS

Wenn wir uns Verläufe vor Augen halten, die mit ARDS geendet haben, zeigen sich gemeinsame Züge in der Ausgangssituation; wir unterstellen nun diesen gemeinsamen Zügen eine potentiell kausale Beziehung zum ARDS und sprechen von *ARDS-induzierenden Konstellationen.* Jede ARI kann das erste Symptom eines ARDS sein. Deshalb gehören alle (bereits besprochenen) Mechanismen der Entstehung einer ARI zu diesen Konstellationen. Folgende Hinweise auf weitere Konstellationen:

4.1 ARDS-induzierende Konstellationen

4.1.1 Der labile Wechsel von Hypovolämie und Hypervolämie

Schwere Traumen oder ausgedehnte Operationen verursachen nicht nur Blutverluste aus chirurgisch versorgbaren Verletzungen mit „sichtbarem" Blutverlust, sondern auch „unsichtbare" Flüssigkeitsansammlungen in nicht drainierten Hämatomen, serösen Ergüssen und Ödemen, oft auch in dem bei manchen Verletzungen oder postoperativen Zuständen gesetzmäßigen Ileus. Die Summe all dieser im Körper verborgener Flüssigkeiten wird mit dem Begriff „3. Raum" zusammengefaßt.

Da der 3. Raum durch Flüssigkeitsentzug aus dem intravasalen Raum entstanden ist, muß dieses Volumen intravenös ersetzt werden, wenn keine Hypovolämie entstehen soll. Der Flüssigkeitsverlust in den 3. Raum dauert noch längere Zeit an, und solange droht ein Abfall des Herzminutenvolumens infolge Hypovolämie. Die Infusionstherapie muß deshalb weiterhin mit positiver Bilanz betrieben werden, auch wenn das insgesamt zugeführte Volumen das Total der sichtbaren Verluste vielleicht bereits um 5 l übertrifft, respektive selbst wenn das Körpergewicht (gegenüber dem Gewicht vor Unfall oder Operation) vielleicht schon um mehr als 5 kg erhöht ist.

Die Bilanz von bisherigem Volumenverlust und bisheriger Volumenzufuhr bestimmt das aktuelle intravasale Volumen. Weder die Blutungen noch die Volumensequestrierung in den 3. Raum sind stetige, konstante Vorgänge; deshalb kann der bevorstehende Verlust, d.h. der „Volumenverlust pro Zeit", quantitativ auch nicht genau antezipiert werden. Die Volumentherapie, d.h. die „Volumenzufuhr pro Zeit", kann somit auch vom erfahrensten Arzt nicht so geführt werden, daß die Bilanz jederzeit, also kontinuierlich, dem optimalen Volumen entspricht. *Wir müssen vielmehr davon ausgehen, daß schon bald nach Therapie-*

beginn der Kreislaufzustand durch ein Pendeln zwischen kurzen Perioden der „Untertransfusion" und kurzen Perioden der „Übertransfusion" charakterisiert ist.

Die Entstehung des ARDS in der Frühphase kann also wechselweise sowohl durch ungenügende Volumenzufuhr (Mechanismus: capillary leak syndrome) als auch durch überdimensionierte Volumenzufuhr (Mechanismus: Lungenödem) vorbereitet werden.

4.1.2 Überwachung und Beurteilung des optimalen intravasalen Volumens

Die Breite des unschädlichen Mittelwegs wird von vielen, in den Einzelheiten auch unbekannten Faktoren bestimmt. Der Gesunde toleriert erfahrungsgemäß relativ große Abweichungen vom optimalen intravaskulären Volumen. Nach schwerem Trauma oder nach einer ausgedehnten Operation ist aber der Spielraum reduziert. Aus diesem Grund kommt den diagnostischen Hilfsmitteln der Therapieführung große Bedeutung zu.

Die Meßgröße, die sich zur Beurteilung der Volumensituation allgemein bewährt, ist der Zentralvenendruck (Rechtsvorhofdruck). Sie ist aber keine Volumenmessung sondern eine Druckmessung! Stellt man (anhand von klinischen Zeichen oder durch direkte Messung) ein erniedrigtes Herzminutenvolumen fest, und ist der Zentralvenendruck tief, so kann das Herzminutenvolumen in der Regel mit Volumenzufuhr gesteigert werden, und zwar unabhängig von der Abweichung des aktuellen intravaskulären Volumens (= Ist-Volumen) vom sogenannten Soll-Volumen. Dieses Vorgehen genügt z.B. bei Polytraumatisierten nach unserer Erfahrung in zwei Drittel aller Fälle. Muß aber aufgrund der klinischen Situation und der Vorgeschichte mit einer pulmonal-vaskulären Hypertension (z.B. bei Polytrauma, Sepsis, Pneumonie) oder mit einer Linksherzinsuffizienz (z.B. bei koronarer Herzkrankheit, Linksherzvitium, höherem Alter) gerechnet werden, und ist die Volumenbehandlung nicht rasch erfolgreich, so muß der warnende Verdacht aufkommen, daß die Kreislaufsituation nicht einer „einfachen" Hypovolämie entsprechen könnte. Bei diesem Verdacht muß ein *pulmonal-arterieller Ballonkatheter mit Thermodilution* (zur Herzminutenvolumenmessung) eingelegt werden, damit die pulmonal-vaskuläre Hypertension und/oder die Linksherzinsuffizienz erfaßt und gezielt behandelt werden kann, bevor sie die Entwicklung eines ARDS einleitet.

4.1.3 Die „endogene Transfusion"

Weniger bekannt ist, daß wenige Stunden bis einige Tage nach der Akutsituation aus einem primär günstigen Verlauf „plötzlich" eine ARDS-induzierende Hypervolämie entstehen kann, und zwar ohne erneute Transfusion. Der Zeitpunkt fällt mit der allgemeinen Besserung zusammen, dann nämlich werden aus dem 3. Raum große Flüssigkeitsmengen rückresorbiert und sollten durch vermehrte Diurese mit jetzt negativer Wasserbilanz fortlaufend ausgeschieden werden. Ist diese Elimination wegen Herzinsuffizienz, Niereninsuffizienz, Hyperaldosteronismus oder anderen Gründen verzögert, so entsteht eine (intravasale) Hypervolämie durch „endogene Transfusion" infolge Flüssigkeitsverschiebung. Am Anstieg des pulmonalarteriellen Druckes und des Linksvorhofdruckes kann leicht erkannt werden, wenn die Hypervolämie ein gefährliches Ausmaß erreicht. Kaum je aber steigt der Rechtsvorhofdruck alarmierend an. Diese Hypervolämie kann durch Erzwingen einer negativen Wasserbilanz mit Diuretika leicht behandelt werden; unbehandelt führt sie zu einer *akuten respiratorischen Insuffizienz „nach freiem Intervall"* [26, 27] mit potentieller Entwicklung eines ARDS. Daraus wird deutlich, daß das sogenannte freie Intervall auch Ausdruck ungenügender Überwachung sein kann.

4.1.4 Infektion und Sepsis

Der Plasmaübertritt in die Alveole spielt sich in zwei Schritten ab: schon normalerweise strömt Plasma durch das Kapillarendothel in das Interstitium und wird als Lungenlymphe in den Ductus thoracicus drainiert. Nimmt aber der Plasmaaustrom aus den Kapillaren stark zu, und wird die Lymphdrainage gestört, so strömt Plasma vom Interstitium in die Alveole (19). Am Schaf konnte dieser Vorgang mit Pseudomonas-(oder Toxin-)Infusion experimentell ausgelöst werden; alle klinischen Beobachtungen deuten darauf hin, daß auch am Patienten an der Pathogenese des ARDS ähnliche Vorgänge beteiligt sind [13].

Wird am chirurgischen Patienten ein Abfall des P_aO_2 mit gleichzeitig erniedrigtem P_aCO_2 (sogenannter „hypoxic drive“) festgestellt, und können als Ursache Veränderungen der Atemmechanik oder der Hämodynamik ausgeschlossen werden, so ist diese respiratorische Insuffizienz mit großer Wahrscheinlichkeit das erste Symptom einer septischen Komplikation, die sich 12–24 Stunden später stürmisch demaskieren wird. Dann erst zeigen sich die uns vertrauten heftigen Zeichen der urogenen gramnegativen Sepsis, der gramnegativen (selten Staphylokokken-)Sepsis bei Katheterphlebitis, der gramnegativen Sepsis bei Wundabszeß, der gramnegativen oder Anaerobier-Sepsis bei der (frühen) Anastomoseninsuffizienz mit Coli oder Anaerobier-Peritonitis, oder der Sepsis nach gynäkologischer Operation ohne klinisch erkennbare Peritonitis. Möglicherweise ist die Quelle der Sepsis auch eine Bronchopneumonie oder eine Nebenhöhlenvereiterung (Gesichtsschädeltrauma mit nasotrachealer Intubation!).

4.2 Behandlung der ARDS-induzierenden Konstellationen

Wenn die beschriebenen Veränderungen von Kreislauf und Atemmechanik tatsächlich die Entwicklung eines ARDS begünstigen, so muß uns beschäftigen, wie sie behandelt werden können.

4.2.1 Narkose und Analgesie

Die beschriebenen nachteiligen Folgen der Vollnarkose sind nach *Epiduralanästhesie* nicht nachgewiesen [29]. Zeigt sich also bei der präoperativen Beurteilung, daß der Patient durch Verlust an funktioneller Residualkapazität besonders gefährdet würde, so sehen wir von der Vollnarkose eher ab. Die *Kombination* der Intubation und Beatmung unter oberflächlicher intravenöser Neurolept-Anästhesie einerseits mit bereits präoperativ angelegter aber intra- und postoperativ fortgesetzter Epiduralanästhesie andererseits, scheint sich besonders zu bewähren: peroperativ kann die intravenöse Neurolept-Narkose mit außerordentlich niedriger Dosierung durchgeführt werden, der Patient ist bereits unmittelbar nach der Operation nicht mehr schläfrig und kooperativ und kann mit der Epiduralanästhesie tagelang schmerzfrei gehalten werden. Das Verhalten der FRC unter dieser Kombinationsmethode ist zwar noch nicht untersucht, jedoch deuten klinischen Beobachtungen inklusive der quantitativen Bestimmung der venösen Beimischung darauf hin, daß die FRC nach einer Operation in Epiduralanästhesie kombiniert mit Neurolept-Anästhesie nur geringgradig reduziert ist. Zur Etablierung der Analgesie beim pulmonalen Risikopatienten ist deshalb die Leitungs- oder Epiduralanästhesie der Vollnarkose vorzuziehen. Jedoch soll auch dieser Patient für längere Eingriffe nasotracheal intubiert werden. So kann am intubierten Patienten jederzeit und auf technisch einfache Weise mit Hilfe der Überdruckbeatmung mit PEEP oder der Spontanatmung mit CPAP sowohl eine eventuelle Herzinsuffizienz behandelt als auch der Bildung von Atelektasen vorgebeugt werden. Bereits peroperativ soll auch der direkte Zugang zum Tracheobronchialsystem durch regelmäßige Bronchialtoilette genützt werden; jede Bronchialtoilette muß selbstverständlich dem Operateur vorher angekündigt werden. Dann sind auch ihm die kräftigen Hustenstöße im Interesse eines ungestörten postoperativen Verlaufs willkommen.

4.2.2 Postoperative Spontanatmung mit CPAP

Der peroperative Verlust an FRC mit dem bekannten Anstieg der venösen Beimischung kann verhindert werden, wenn peroperativ mit PEEP beatmet wird [30]. Leider folgt der gefürchtete Abfall der FRC dennoch, und zwar nach der postoperativen Extubation. Die peroperative Beatmung mit PEEP bietet also nur einen unmittelbaren, d.h. peroperativen, Schutz und kann die postoperativ folgende Verschlechterung nicht verhindern. Nach der Extubation besteht offensichtlich dieselbe Situation, wie wenn peroperativ nur mit ZEEP beatmet worden wäre. Die alveoläre Geometrie scheint infolge Narkose und Operation während einer gewissen Zeit in einem instabilen Zustand zu sein. In dieser Phase erfährt auch die bisher normale FRC eine Verminderung.

Verschiebt man jedoch nach peroperativer Beatmung mit PEEP die Extubation um einige Stunden über das Operationsende hinaus und läßt den erwachenden Patienten mit kontinuierlich positivem Atemwegsdruck (CPAP) spontan atmen, so wird 1. der „normalerweise" postoperativ zu beobachtende Abfall des P_aO_2 während dieser 3 Stunden verhindert, und interessanterweise ist 2. am Ende dieser 3 Stunden die alveoläre Geometrie wieder so stabil, daß jetzt ohne anschließenden Abfall des P_aO_2 extubiert werden kann [2]. Die peroperative Beatmung mit PEEP mit anschließender postoperativer Spontanatmung mit CPAP während einiger Stunden muß somit als Überbrückungsmaßnahme gewertet werden: sie verhindert den Verlust an FRC, solange dieser Verlust noch nicht mit körpereigenen Mechanismen verhindert wird. Selbstverständlich drängt sich die Frage auf, ob diese Instabilität und die Wiederherstellung von Stabilität mit einer Schädigung und Wiederbildung des „surfactant" zusammenhänge; eine solche Annahme würde zwar die vorliegenden Beobachtungen erklären, entsprechende Untersuchungen sind bisher jedoch nicht durchgeführt.

Der Zustand, in welchem zwar Normalität besteht, die Normalität aber mit patienteneigenen Mitteln nicht erhalten werden kann, muß als eine Frühform der ARI und damit auch des ARDS bezeichnet werden.

4.2.3 Verzögerte Extubation und Extubationsbereitschaft

Wenn ein Chirurg seinen anästhesiologischen Partner nach der Anzahl Minuten beurteilt, die zwischen Operationsende und Extubation verstreichen, verrät er ungenügende pathophysiologische Kenntnisse, denn zwischen dem Setzen der letzten Hautnaht und der Fähigkeit des Patienten, nach Extubation spontan zu atmen ohne respiratorisch insuffizient zu werden, ist bisher kein Zusammenhang nachgewiesen. Deshalb: der *gute* Anästhesist darf sich nicht zur Extubation drängen lassen.

Die gezielte Atemtherapie von Operationsende bis Extubation führt zur Taktik der „verzögerten Extubation" als bewußt gewählte Behandlungsmethode. Die Extubation muß in der Regel um Stunden, nur selten um Tage, verschoben werden. Das Ziel dieser Phase ist das Eröffnen aller allenfalls schon bestehenden Atelektasen, d.h. postoperative

Beatmung mit PEEP, IPPB-Inhalation mit Atemzugsvolumina bis zu 25 ml/kg KG, optimale Tracheobronchialtoilette, eventuell mit Bronchoskopie, und das Spontanatmungstraining unter Schutz gegen Verlust an funktioneller Residualkapazität, also z.B. mit CPAP.

Bei extremem Zwerchfellhochstand (namentlich in der Kombination mit starker Adipositas) soll der Patient noch vor der Extubation unter Beatmung mit PEEP mobilisiert werden; dazu wird er in Intervallen von einigen Stunden unter Beatmung für je 1 bis 2 Stunden in den Sessel gesetzt. Entscheidend ist, daß auch bei senkrechtem Oberkörper beatmet wird. Gelegentlich normalisiert sich der Zwerchfellhochstand allerdings erst, wenn die Verdauung in Gang gekommen ist. Sowohl mit der klinischen Untersuchung als auch mit Hilfe von Messungen muß immer wieder geprüft werden, ob der Patient die Extubationsbereitschaft erreicht hat. Mit der verzögerten Extubation wird die Extubationsbereitschaft nicht einfach „abgewartet“ sondern „erarbeitet“.

Die Extubation wird risikoarm sein, wenn nach gründlicher Untersuchung folgende vier Fragen positiv beantwortet werden können:

1. *Genügt der Gasaustausch,* d.h. konnte unter Beatmung mit einem PEEP von höchstens 5 cm H_2O die inspiratorische Sauerstoffkonzentration (F_IO_2) bereits auf ca. 30% reduziert werden, ohne daß das P_aO_2 (bei normalem P_aCO_2) unter 80 mm Hg abfällt?
2. *Genügt die Ventilation,* oder steigt am intubierten Patienten während eines Spontanatmungsversuchs von mindestens 20 Minuten Dauer bei einem F_IO_2 von etwa 0,4 die Atemfrequenz nicht über 25/min (höchstens 35/min)? Beträgt das Atemzugsvolumen mindestens 7 ml/kg KG? Ist der Patient nach dem Spontanatmungstest nicht überanstrengt oder erschöpft? Fällt die Atemfrequenz nicht unter 12/min, oder steigt das P_aCO_2 während der 20 Minuten Spontanatmung nicht über 50 mm Hg?
3. *Genügt die Expektoration,* d.h. *erstens:* Ist das Bronchialsekret (qualitativ) unauffällig, genügend verflüssigt und überschreitet es (quantitativ) nicht ein Ausmaß, welches nach Extubation dem Patienten eine Hustenarbeit abverlangen wird, an der er sich erschöpfen muß? d.h. *zweitens:* Ist der Mechanismus des Aushustens ausreichend, löst das endotracheale Absaugen kräftige Hustenstöße aus? Kann der Patient mit Analgetika schmerzfrei gehalten werden, ohne daß er dabei somnolent wird? Ist der Patient kooperativ? Kann er (noch intubiert) eine Vitalkapazität von 15 ml/kg KG ausblasen?
4. *Genügt der Kreislauf,* d.h. sind während der 20 Minuten Test-Spontanatmung keine Zeichen der Kreislaufverschiebung aufgetreten? Keine Vasokonstriktion? Keine Oligurie? Keine ventrikulären oder supraventrikulären Rhythmusstörungen? Kein wesentlicher Anstieg der Vorhofdrucke oder des pulmonal-arteriellen Druckes? Keine indirekten Zeichen für Abfall des Herzminutenvolumens?

Selbstverständlich dürfen diese Hinweise nicht schematisch, sondern nur nach individueller Anpassung angewandt werden. Außerdem muß betont werden, daß die Beobachtung der versuchsweisen Spontanatmung einen klinisch versierten Beobachter erfordert und keinem Unerfahrenen (Arzt oder Schwester) anvertraut werden darf [24].

Aber selbst nach sorgfältig bestimmter Extubationsbereitschaft und verzögerter Extubation darf der pulmonale Verlauf des Patienten nicht sich selbst überlassen bleiben. Frühe Mobilisation, Regelung der Darmtätigkeit, verlaufsbewußte Gestaltung der Flüssigkeitsbilanz und vor allem Überdruckinhalationen, CPAP-Spontanatmung mit der Maske, Physiotherapie, gelegentliches blindes, nasotracheales Absaugen und andere Atem- und Hustenhilfen bleiben solange notwendig, bis der Patient all seine gewohnten Funktionsgrößen wieder erlangt hat.

5. Die Prophylaxe des ARDS nach Polytrauma und Schock

Es war aufgefallen, daß bei Polytraumatisierten, die wegen perakuter Operationsindikation sofort operiert werden mußten, viel seltener ein ARDS aufgetreten ist, wenn zwischen Trauma und Operation nur wenige Stunden verstrichen waren. Dabei gewann man den Eindruck, daß nicht die Operation selbst, sondern die zum Zwecke der Operation notwendige Beatmung entscheidend war. So vertreten wir (seit 1973) die Ansicht:

1. Eine Prophylaxe des ARDS ist möglich.
2. Jeder Polytraumatisierte muß solange als respiratorisch insuffizient betrachtet (und behandelt) werden, bis das Gegenteil bewiesen ist.

5.1 Hypothese

Nach Polytrauma tritt kein ARDS auf, wenn folgendes beachtet wird:

1. Patienten mit ARDS-induzierenden Konstellationen werden primär beatmet; die Beatmung erfolgt (Abb. 26)
   - volumenkontrolliert,
   - mit niedrigem inspiratorischem Fluß (relativ kurzer Exspiration),
   - hohem Atemzugsvolumen (niedriger Atemfrequenz),
   - PEEP (Beginn mit 10 cm H_2O; wenn das therapeutische F_IO_2 nicht in wenigen Stunden unter 0,5 gesenkt werden kann, wird der PEEP erhöht).
2. Als Indikation zur primären Beatmung gelten alle Formen der ARI, die ein ARDS einleiten könnten:
   a) Morphologisch faßbare Lungenparenchymveränderungen mit Zeichen der ARI, insbesondere
      - Aspiration
      - Lungenparenchymverletzung (Lungenkontusion)

POSTTRAUMATISCHE LUNGE

Therapie:

1. sofort: Volumengesteuerte Beatmung

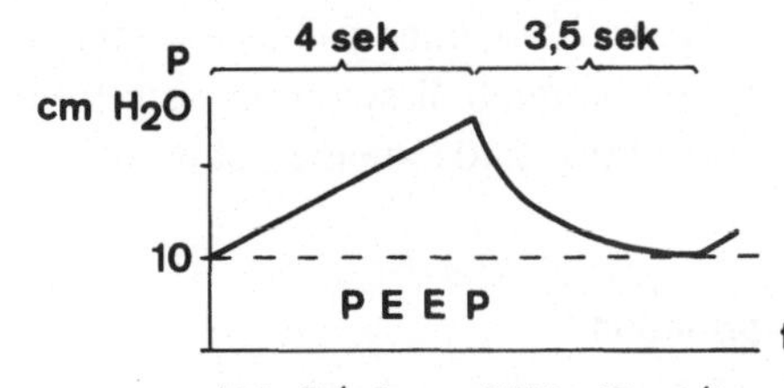

AF = 8/min AZV = 15 ml/kg

2. sofort: Sauber - Spülen des Bronchialbaums

3. sofort: Normalisierung des Kreislaufs

4. sofort: Normalisierung der Gerinnung

5. sofort: Corticoide

(6. Antibiotika)

Abb. 26. Die primäre differenzierte Beatmung ist zur Zeit die beste Prophylaxe des posttraumatischen ARDS

b) Zeichen der ARI ohne erkennbare morphologische Lungenveränderung, insbesondere
   - $P_aO_2 < 60$ mm Hg ($F_IO_2 = 0{,}2$)
   - pulmonal-vaskuläre Hypertension
c) Zeichen der gestörten Fähigkeit, die „Normalität" zu erhalten, auch bei normalen Blutgaswerten und ohne morphologisch erkennbare Lungenparenchymveränderungen (reduzierte FRC; am kritisch Kranken nicht routinemäßig meßbar)
   - Vitalkapazität < 15 ml/kg KG
d) Allgemeine funktionelle Veränderungen, deren Komplikationen eine ARI verursachen
   - schwerer Schock
   - schwere posttraumatische Verbrauchskoagulopathie.

3. Nach Abschluß der lebensrettenden chirurgischen Eingriffe werden unter Fortführung der Beatmung die physiologischen Funktionskreise normalisiert (Atmung, Kreislauf, Niere, Gerinnung, Zellstoffwechsel).
4. Anschließend werden alle Verletzungen versorgt, welche nicht notfallmäßig operiert werden mußten, inklusive der Osteosynthesen.
5. Nach erfolgreichem Spontanatmungstraining (zunächst mit CPAP, dann mit ZEEP) muß der intubierte Patient mit Spontanatmungstests beweisen, daß Spontanatmungsbereitschaft erreicht ist, erst dann wird extubiert. Die intensive physiotherapeutische Behandlung wird noch einige Tage fortgesetzt.

5.2 Prüfung der Hypothese

Von 132 polytraumatisierten Patienten, die nach den Richtlinien unserer Hypothese behandelt wurden [25], sind 20 gestorben; 7 davon an respiratorischer Insuffizienz mit ARDS. Von diesen starb einer nach schwerer doppelseitiger Lungenzerreißung (nach primärer Beatmung und Notfallpneumonektomie; nicht stillbare intrabronchiale Blutungen führten zu kontinuierlicher Blutaspiration in der verbliebenen Lunge). Die anderen 6 an ARDS verstorbenen Patienten waren erst sekundär beatmet worden mit Beatmungsbeginn zwischen 10 und 65 Stunden nach dem Unfall.

Bei den primär beatmeten Patienten (mit der obenerwähnten einzigen Ausnahme) war keine schwere respiratorische Insuffizienz und kein ARDS zu behandeln. Auch wurde kein Fettemboliesyndrom (FES) beobachtet.

Bis zum Datum dieses Referates ist die konsekutive Serie Polytraumatisierter auf 197 Patienten angewachsen, ohne daß eine weitere tödliche, respiratorische Insuffizienz, ein ARDS oder ein Fettemboliesyndrom festgestellt werden mußte (bis zum Datum der Manuskriptüberarbeitung: 250 Patienten ohne zusätzliche pulmonale Letalität [28]).

5.3 Interpretation

Wenn die beschriebene Behandlung schon wenige Stunden nach dem Unfall beginnt, treten nach Trauma und Schock weder ARDS noch FES auf. Da nach jedem Trauma Fettembolien nachgewiesen werden können, bei wirksamer Prophylaxe gegen ARDS jedoch kein Fettemboliesyndrom (FES) auftritt, nehmen wir an, daß ARDS und FES stark verwandte, wenn nicht gar identische Syndrome sind. Wir glauben, daß den beiden Syndromen der schreckliche Ruf vom unvermeidlichen Schicksalsschlag zu Unrecht anhaftet. Wir wollen heute bereit sein, das acute respiratory distress syndrome (ARDS) und das Fettemboliesyndrom als Folge einer in den ersten Stunden nach Trauma und Schock versäumten Prophylaxe zu werten.

Beim Versuch, einzelne Elemente unserer prophylaktischen Therapie zu interpretieren, sind wir uns bewußt, daß dazu manche Annahmen notwendig sind. Der Interpretationsversuch kann aber der didaktischen Hilfe zur praktischen Durchführung der ARDS-Prophylaxe dienen und mag deshalb gestattet sein.

Das gemeinsame, **kurzfristige Ziel** der aufgezählten „Behandlungsregeln“ ist die unverzügliche Wiederherstellung eines Kreislaufs und die *volle Entfaltung* und möglichst *gleichmäßige Belüftung* der ganzen Lunge mit niedriger inspiratorischer Sauerstoffkonzentration. Jedes Mittel, die verminderte FRC wieder zu vergrößern, wird eingesetzt. Kann dieses Nahziel innerhalb von 4 bis 6 Stunden nach dem Unfall erreicht werden, so ist nicht zu befürchten, daß es bereits zu Veränderungen gekommen ist, welche die Auslösung der Entwicklung zum ARDS ermöglichen. Jetzt muß als **mittelfristiges Ziel** jede sekundäre Verschlechterung vermieden werden. Unter Beatmung mit PEEP (oder allenfalls unter Spontanatmung mit CPAP) wird bei niedriger inspiratorischer Sauerstoffkonzentration jede möglicherweise ursächliche Komponente des „capillary leak syndrome“ durch Optimierung des Kreislaufs und der Gerinnung behoben; unter gründlicher Säuberung des Bronchialbaums und unter der Wirkung von (Gluko-) Kortikoiden in hoher Dosierung wird es in den folgenden 48 Stunden nicht zum Compliance-Verlust kommen. Bleibt die Dehnbarkeit der Lunge erhalten, so erlaubt die Beatmung eine gleichmäßige Belüftung ohne mechanische Traumatisierung. Als **langfristiges Ziel** kann unter Fortführung der Beatmung die durch Trauma und Schock reduzierte Stabilität der Alveolen in den folgenden Tagen oder Wochen sich regenerieren, und eventuell bereits verändertes Lungengewebe kann ausheilen.

5.4 „Versagen“ der Prophylaxe

Posttraumatisch sehen wir das ARDS heute nur noch nach unzweckmäßiger oder zu spät begonnener Behandlung, d.h. selten. Jedoch scheint das ARDS nach wie vor bei Sepsis, vor allem bei multiplen und therapieresistenten Infektionsherden und bei gewissen Lungenverletzungen nur mit mäßigem Erfolg verhindert werden zu können. Bei kausal behandelbarer Sepsis sahen wir aber in den letzten Jahren kein tödliches ARDS, wenn der Patient (aus einem anderen Grunde) bereits beatmet wurde, als die Sepsis auftrat; wir nehmen deshalb an, daß das ARDS bei Sepsis nur entstehen kann, wenn der eigentliche Beginn der Sepsis der klinischen Beobachtung entgangen ist, und die prophylaktischen Maßnahmen dann notwendigerweise zu spät einsetzen.

Bei Lungenparenchymverletzungen mit andauernder multifokaler, endobronchialer Blutung kann trotz sorgfältigster Pflegetechnik das Ziel der Tracheobronchialtoilette immer wieder vorübergehend nicht erreicht werden, so daß die Lunge periodisch ungleichmäßig belüftet wird. Bei dem dann unvermeidlichen Compliance-Verlust verhindert jeder Pneumothorax mit Luftfistel die optimale Beatmung auch der nicht direkt betroffenen Lungenbezirke. Aus solchen Gründen sind wir bei Lungenparenchymverletzungen mit der chirurgischen Resektion sehr zurückhaltend geworden: Im belassenen Lungengewebe ist die Compliance nach (Blut-)Aspiration meist bereits erniedrigt, und nach dem Parenchymverlust infolge operativer Resektion ist die Beatmung noch schwieriger.

Somit mußten wir ein „Versagen“ der Prophylaxe dann beobachten, wenn die prophylaktischen Maßnahmen zu spät oder notwendigerweise nur ungenügend durchgeführt werden konnten.

6. Zusammenfassung

Die Frage lautet: Was ist die akute respiratorische Insuffizienz? Wir haben zuerst den Ausdruck untersucht und seinen Doppelsinn festgestellt.

Erstens wird der Ausdruck als Symptom-Begriff gebraucht, nämlich zur Bezeichnung des Zustandes bei nicht kompensierter pulmonaler Gasaustauschstörung. Wir haben den Zustand nach Pontoppidan et al. [16] mit Hilfe der arteriellen Blutgase definiert und ihn „ARI" genannt. Die Frage war einfach zu beantworten.

Zweitens wird mit dem Ausdruck ein Syndrom bezeichnet; es ist gekennzeichnet durch eine ARI, einen typischen chronischen Verlauf und charakteristische histologische Veränderungen. Dieses Atemnotsyndrom des Erwachsenen heißt auf englisch „acute respiratory distress syndrome", weshalb wir es mit der Abkürzung „ARDS" benennen.

Wir haben beschrieben

- bei welchen Konstellationen ein ARDS auftreten kann,
- unter welchen Maßnahmen nach Trauma und Schock das ARDS ausbleibt,
- daß diese Maßnahmen auch bei Sepsis wirksam sind, aber gelegentlich nicht effektiv oder erst zu spät durchgeführt werden können, so daß bei Sepsis sich auch heute noch gelegentlich ein ARDS entwickelt,
- wir haben den klinischen Verlauf des ARDS kurz beschrieben und Möglichkeiten der Behandlung angedeutet,
- interpretiert man die Befunde, so muß man annehmen, das ARDS entstünde aus bestimmten Konstellationen als spezifische Reaktion der Lunge auf unspezifische Noxen. Zu diesen Ausgangskonstellationen gehören eine schwere Kreislaufstörung und eine eingeschränkte funktionelle Residualkapazität. Die Entwicklung des ARDS aus dieser Konstellation scheint durch einen Trigger-Mechanismus ausgelöst werden zu können; das capillary leak syndrome ist die erste faßbare Veränderung. Der Verlauf über das exsudative zum proliferativen Stadium scheint schon initial programmiert. Gelingt es jedoch, in der „Trigger-Phase" den Kreislauf und die FRC zu normalisieren, so bleibt die weitere Entwicklung zum ARDS aus.

Literatur

1. Alexander JI, Spence AA, Parikh RK, Stuart B (1973) The role of airway closure in postoperative hypoxaemia. Brit J Anesth 45:34
2. Anderes C, Anderes U, Gasser D, Dittmann M, Turner J, Brennwald J, Keller R, Ferstl A, Wolff G (1978) Effect of intra- und postoperative ventilation with increased airway pressure on subsequent arterial oxygenation following upper abdominal surgery. Intens Care Med (in press)
3. Bates DV (1971) Respiratory Function in Disease. 2nd edn. Saunders, Philadelphia London
4. Cotes JE (1975) Lung Function. 3 rd edn. Blackwell, Oxford
5. Cumming G (1977) Persönliche Mitteilung
6. Don HF, Wahba M, Cuadrado L, Kelkar K (1970) The effects of anesthesia and 100 percent oxygen on the functional residual capacity of lungs. Anesthesiology 32:421
7. Don HF, Wahba M, Craig DB (1972) Airway closure, gas trapping and the functional residual capacity during anesthesia. Anesthesiology 36:533
8. Froese AB, Bryan AC (1974) Effects of anesthesia and paralysis on diaphragmatic mechanics in man. Anesthesiology 41:242
9. Hewlett AM, Huland GH, Nunn JF, Heath JR (1974) Functional residual capacity: II. Spontaneous respiration. Brit J Anesth 46:486

10. Hewlett AM, Hulands GH, Nunn JF, Milledge JS (1975) Functional residual capacity during anesthesia: III. Artificial ventilation. Brit J Anesth 46:495
11. Leblanc P, Ruff F, Millic-Emili J (1970) Effects of age and body position on "airway closure" in man. J appl Physiol 28:448
12. Mead J, Agostini E (1964) Dynamics of breathing. Handbook of Physiology. Section 3, Vol. I, American Physiological Society, Washington
13. Mo Costabella P, Lindquist O, Kapanci Y, Saldeen T (1978) Augmentation de la perméabilité vasculaire pulmonaire dans le syndrome de microembolisme. Résults expérimentaux. In: Keller R, Wolff G, (Hrsg) „Schocklunge": Symposium der Schweizerischen Gesellschaft für Intensivmedizin. Springer, Berlin Heidelberg New York (eingereicht)
14. Nosbaum J, Baer E, Wolff G (1974) Der Einfluß des Atemzugsvolumens auf den intrapulmonalen Rechts-Links-Shunt, die Totraumventilation und die Hämodynamik bei mechanischer Beatmung. Schweiz med Wschr 104:1516
15. Nunn JF (1977) Applied respiratory physiology. 2nd edn. Butterworth, London
16. Pontoppidan H, Geffin B, Lowenstein E (1973) Acute Respiratory Failure in the Adult. Little, Brown and Company, Boston
17. Rehder K, Sessler AD, Marsh HM (1975) General anesthesia and the Lung. Am Rev Resp Dis 112:541
18. Skarvan K, Hasse J, Wolff G (1980) Myocardial transmural pressure in ventilated patients in supine position. Intens Care Med (in press)
19. Staub NC (1974) Pulmonary edema. Physiol Rev 54:679
20. Steenblock U, Mannhart H, Wolff G (1976) Effect of Hemorrhagic Shock on Intrapulmonary Right-to-Left Shunt ($\dot{Q}_S/\dot{Q}_T$) and Dead Space (V_D/V_T). Respiration 33:133
21. Suter PM, Fairley HB, Schlobohm RM (1975) Shunt, lung volume and perfusion during short periods of ventilation with oxygen. Anesthesiology 43:617
22. Szidon JP, Pietra GG, Fishman AP (1972) The alveolar-capillary membrane and pulmonary edema. New Engl J Med 286:1200
23. Wiggers CJ (1950) Respiratory and oxidative functions in shock. Physiology of shock. Commonwealth Fundation, New York
24. Wolff G, Grädel E, Gasser D (1977) Die künstliche Beatmung auf Intensivstationen. 2. Aufl Springer, Berlin Heidelberg New York
25. Wolff G, Dittmann M, Rüedi Th, Buchmann B, Allgöwer M (1978) Koordination von Chirurgie und Intensivmedizin zur Vermeidung der posttraumatischen respiratorischen Insuffizienz. Unfallheilkunde 81:425
26. Wolff G, Reusser P, Lehmann K, Buchmann B, Gruber UF, Oberholzer M (1978) Die Bedeutung des kolloid-osmotischen Druckes für den Gasaustausch unter Beatmung. Intensivmedizin-Notfallmedizin-Anästhesiologie (im Druck), Thieme, Stuttgart
27. Wolff G (1978) Polytrauma. In P. Lawin: Praxis der Intensivbehandlung. 4. Aufl (im Druck) Thieme, Stuttgart
28. Wolff G, Dittmann M, Frede K (1978) Klinische Versorgung des Polytraumatisierten: Indikationsprioritäten und Therapieplan. Chirurg (im Druck)
29. Wulff K, Aborelius M Jr, Rosberg B (1975) Regional Lung Function Following Prosthetic Hip Replacement Surgery. Europ J Intens Care Med 1:129
30. Yakaitis RW, Thomas JD, Mahaffey JE (1975) Effects of Intraoperative PEEP on Postoperative Arterial Oxygenation. Anesth Analg 54:427

Die pathologische Anatomie der akuten respiratorischen Insuffizienz

U. Bleyl

Kapilläre Perfusion, alveolo-kapilläre Permeation und alveoläre Ventilation bilden unter physiologischen Bedingungen eine organ-charakteristische Funktionseinheit im Dienste der Lungenatmung, deren generalisierte Störung zur klinischen Symptomatik einer akuten respiratorischen Insuffizienz führt. Die akute respiratorische Insuffizienz der Lungen kann mithin als das klinische Äquivalent einer polyaetiologischen, generalisierten, akuten und zur Automation und Progression neigenden Störung dieser Funktionseinheit definiert werden. Initiale Perfusionsstörungen der Lungenstrombahn, bei denen die Lungenstrombahn in generalisierte Mikrozirkulations- und Verteilungsstörungen der Kreislaufperipherie *vor* der Lunge einbezogen wird, gelten als die häufigste Ursache der akuten respiratorischen Insuffizienz. Die akute respiratorische Insuffizienz kann im Prinzip jedoch auch durch primäre Permeationsstörungen im Bereich der alveolo-kapillären Austauschmembranen oder durch primäre Stoffwechselirritationen der Alveolarepithele initiiert werden.

a) Perfusionsstörungen

Schauplatz der pathologischen Anatomie der akuten respiratorischen Insuffizienz sind entsprechend dieser Definition des Krankheitsbildes als einer progressiven Funktionsstörung zwischen kapillärer Perfusion, alveolo-kapillärer Permeation und alveolärer Ventilation zum einen die muskelfreien interalveolären Netzkapillaren der Lunge und die den Netzkapillaren vorgeschalteten arteriolären Sphinkter und arteriolo-venolären Durchflußkanäle (Thorough-fare-channels [52]. Die relativ ausgedehnten intralaveolären Netzkapillaren der Lunge sind dabei bekanntlich durch eine ungewöhnlich reiche Anastomosierung gekennzeichnet, die dazu führt, daß die Alveolarlumina gleichsam von „plattenartigen Kapillarsystemen“ umscheidet sind („sheet flow“-Systeme, [16, 17]). Der Vorteil derartiger sheet-flow-Systeme der Lungen resultiert zum einen aus dem außerordentlich breitflächigen Kontakt der Kapillarwände mit den Alveolarlumina, zum anderen aus der Fähigkeit der Kapillarsysteme, zumindest vorübergehend große Flüssigkeitsvolumina speichern zu können. Als Nachteil dagegen muß die außerordentliche Vulnerabilität dieser Systeme gegenüber einem Abfall der Vis a tergo bzw. gegenüber einem Abfall der arteriolo-venolären Druckgradienten gewertet werden. Arteriolo-venoläre Druckschwankungen im Bereich der terminalen Lungenstrombahn führen gleichsam gesetzmäßig zu unphysiologischer Erythrozytenaggregation in den sheet-flow-Systemen der interalveolären Kapillaren und über das rheologische Prinzip einer Dissoziation der Viskosität [41] in der terminalen Lungenstrombahn auch zu progressiven kapillären Viskositätssteigerungen. Arteriolo-venoläre Druckschwankungen im Bereich der interalveolären sheet-flow-Systeme können damit zugleich zur Keimzelle pathologischer Mikrozirkulations- und Verteilungsstörungen in der pulmonalen Strombahn werden und eine akute respiratorische Insuffizienz einleiten.

Bei generalisierten oder zur Generalisation drängenden Mikrozirkulationsstörungen *vor* der Lungenstrombahn manifestiert sich als frühestes Symptom der Ausdehnung extrapulmonaler Mikrozirkulationsstörungen auf die terminale Lungenstrombahn eine ausgeprägte pulmonale Vaskokonstriktion der Thorough-fare-Kanäle als deren Ursache – in Abhängigkeit von der Ätiopathogenese der extrapulmonalen Mikrozirkulationsstörungen – zum einen die Freisetzung vasoaktiver thrombozytogener Mediatoren vor und in der Lungenstrombahn, zum anderen die Beteiligung der Lungen an der für den Kreislaufschock charakteristischen sympathisch-adrenergischen Kreislaufreaktion und α-Rezeptoren-Stimulation, zum dritten aber auch die Einschwemmung von histamin-liberierenden und histamin-sensibilisierenden Endotoxinen [49] in die pulmonale Strombahn in Betracht kommen. Zur Diskussion steht schließlich die unmittelbare Überschwemmung der pulmonalen Strombahn mit Hypoxie und metabolischer Azidose aus der Kreislaufperipherie. Vor den maximal kontrahierten Thorough-fare-Kanälen aber sammeln sich nicht selten irreversible Thrombozytenaggregate mit den Zeichen der viskösen Metamorphose.

In den nachgeschalteten sheet-flow-Systemen resultiert auf der Vasokonstriktion der Thorough-fare Kanäle ein intrapulmonaler Circulus vitiosus, bei dem der Abfall der Vis a tergo zu einer Viskositätssteigerung in den sheet-flow-Systemen mit konsekutiver Erythrozytenaggregation führt, die Aggregation der Erythrozyten aber umgekehrt die Viskosität der intraalveolären Kapillaren steigert. Morphologisches Symptom dieser initialen Perfusionsstörung der Lungen ist neben der Vasokonstriktion der Thorough-fare-Kanäle eine hochgradige Ektasie und Hyperaemie der Netzkapillaren (Abb. 1), die auch dann fortbesteht, wenn die Vasokonstriktion im Bereich der arteriolo-venolären Durchflußkanäle unter dem Einfluß der metabolischen Azidose der pulmonalen Gefäßmuskulatur von einer Erschlaffung der Muskelzellen mit konsekutiver Vasodilatation beantwortet wird. Hohe Viskosität und Erythrozytenaggregation in den sheet-flow-Systemen der interalveolären Kapillaren bedingen vielmehr, daß die dilatierten Thorough fare Kanäle sekundär zu

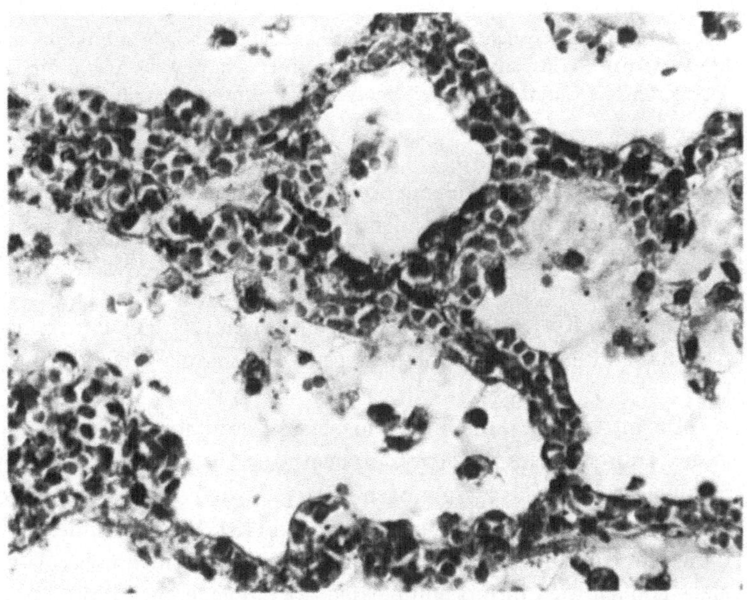

Abb. 1. Frühphase der akuten respiratorischen Insuffizienz. Hochgradige Kapillarektasie und -hyperaemie im Bereich der sheet-flow-Systeme bei protrahiertem septischem Schock

„Vorzugskanälen", zu interpulmonalen „Shunt"-Gefäßen werden können, während sich in den interalveolären Kapillaren eine zur Automatisation neigende Hypoperfusion ausbildet.

Generalisierte Mikrozirkulations- und Verteilungsstörungen in der Kreislaufperipherie *vor* der Lunge führen unter Verbrauch von Gerinnungsfaktoren zudem zu generalisierter Gerinnungsaktivierung mit konsekutiver plasmatischer Hyperkoagulabilität und zur Überschwemmung der pulmonalen Strombahn mit aktivierten Gerinnungsfaktoren und frühen löslichen Intermediären der Fibrinogen-Fibrin-Transformation. Die durch Erythrozytenaggregation und Viskositätssteigerung charakterisierte initiale Zirkulations- und Verteilungsstörung der terminalen Lungenstrombahn wird von diesen extrapulmonal inszenierten Hämostase-Störungen überlagert, aber auch perpetuiert und aggraviert. Bereits in der Frühphase der pulmonalen Perfusionsstörung zirkulieren in den Thorough-fare-Kanälen und sheet-flow-Systemen dabei lösliche Fibrinmonomere, die hohe Affinität zu Fibrinogen besitzen, mit Fibrinogen-Molekülen Komplexe (Abb. 2) bilden und durch diese Fibrinogen-Moleküle bis zu einer Konzentration von 26% in Lösung gehalten werden können [11, 15,

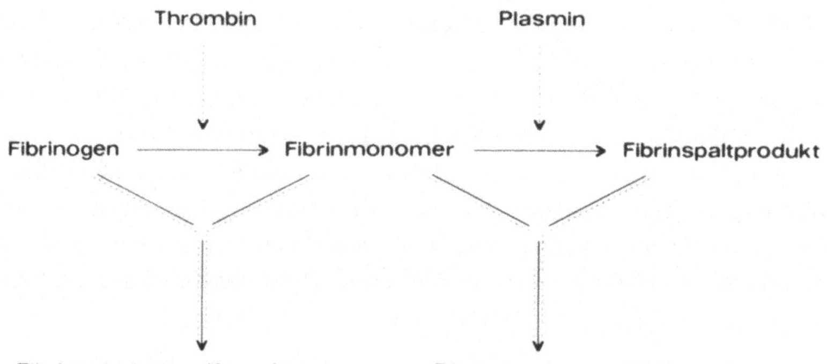

Abb. 2. Entstehung löslicher, intravasal zirkulierender Fibrinogen-Fibrinmonomer-Komplexe und Fibrinmonomer-Fibrinspaltprodukt-Komplexe unter dem Einfluß einer protrahiert ablaufenden, simultanen Aktivierung der Gerinnung und Fibrinolyse in der Kreislaufperipherie

19, 20, 39, 43–45]. In Abhängigkeit von der Foudroyanz der Gerinnungsaktivierung *vor* der Lungenstrombahn können in der Frühphase der akuten respiratorischen Insuffizienz zudem Fibrinoligomere auftreten, die neben den für Fibrinogen und Fibrinmonomere typischen α-, β- und γ-Ketten als Ausdruck einer Faktor XIII-induzierten Quervernetzung der γ-Ketten sog. γ-γ-Dimere aufweisen [20, 21]. Fibrinoligomere haben ihre Affinität zu Fibrinogen verloren, zeigen dagegen hohe Affinität zu hochpolymerem Fibrin [24].

Die intravasal zirkulierenden löslichen Fibrinmonomere und -oligomere unterliegen in den Thorough-fare-Kanälen und sheet-flow-Systemen der Lunge zunächst der humoralen Fibrinolyse durch das Plasminogen-Plasmin-System, dessen organeigene, endothelständige Aktivatoren dabei rasch verbraucht werden [13]. Vor und in der kapillären Strombahn der Lungen entstehen bei dieser humoralen Fibrinolyse hochmolekulare Fibrinspaltprodukte, die – ähnlich wie Fibrinogenmoleküle – Komplexe mit Fibrinmonomeren (Abb. 2) eingehen, als Fibrinmonomer-Fibrinspaltprodukt-Komplexe aber die weitere Polymerisation von Fibrinmonomeren und die Präzipitation dieser Fibrinderivate als hochpolymere intravasale Mikrothromben in der kapillären Strombahn verhindern. Zumindest bei einem Teil der Fälle mit akuter respiratorischer Insuffizienz auf dem Boden generalisierter Mikrozirkulations- und Hämostasestörungen vor der Lungenstrombahn scheinen daneben Granulozyten an der Elimination der intravasal zirkulierenden Fibrinmonomere und -oligomere beteiligt zu sein.

Hochpolymere Fibrinderivate werden in den Thorough-fare-Kanälen und sheet-flow-Systemen der Lunge mithin nur dann entstehen, wenn

1. die Foudroyanz der in der Kreislaufperipherie ablaufenden Gerinnungsaktivierung derart groß ist, daß der Monomergehalt des zirkulierenden und in die Lungenstrombahn eingeschwemmten Plasmas über 26% ansteigt bzw. die Pufferwirkung des Fibrinogens durch die Rasanz des Verbrauchs verlorengeht,
2. die humorale Fibrinolyse vor und in der pulmonalen Strombahn blockiert oder erschöpft ist und die daraus resultierenden Fibrinspaltprodukte nicht mehr in ausreichender Menge als Antipolymerasen zur Verfügung stehen und
3. die intravasal zirkulierenden Fibrinmonomere und -oligomere in der kapillären Strombahn verbleiben und nicht in die perivasalen Interstitien und Alveolarlumina extravadieren können.

Unter den Bedingungen einer foudroyant ablaufenden Gerinnungsaktivierung in der Kreislaufperipherie und/oder einer Insuffizienz der generalisierten oder intrapulmonalen Fibrinolyse aber entstehen im *strömenden* Blut zunächst filamentär präformierte höherpolymere Intermediäre, die erstmals durch die für höher polymere Fibrinderivate typische achsenparallele Querstreifung und 23nm-Periodik gekennzeichnet sind und neben der Vernetzung der γ-Ketten eine perioden-koinzidente α-Ketten-Vernetzung erkennen lassen. Im strömenden Blut der Kapazitätsgefäße vor der Lunge, in den größeren Pulmonalarterienästen und in den dilatierten Thorough-fare-Kanälen der Lunge werden diese filamentär präformierten höher polymeren Intermediäre sekundär zu eigenartig sphärischen Raumgitterstrukturen vernetzt, die als kugelförmig hyaline Mikrothromben (Abb. 3) seit mehr als 90 Jahren bekannt sind [10, 29, 51]. Unter den Bedingungen einer rasch progressiven pulmonalen Mikrozirkulations- und Verteilungsstörung mit konsekutiver pulmonaler Hypoperfusion dagegen polymerisieren die intravasal zirkulierenden Fibrinoligomere unter Ausbildung grober perioden-koinzidienter Fibrinschollen zu konventionellen fibrinreichen Mikrothromben (Abb. 4). Es kann kein Zweifel bestehen, daß sowohl die kugelförmigen hyalinen Mikrothromben als auch die konventionellen fibrinreichen Mikrothromben in der Lage sind, die initialen Mikrozirkulations- und Verteilungsstörungen zu perpetuieren und zu aggravieren. Auch hochpolymere Mikrothromben können andererseits noch Symptome einer rasch ablaufenden sekundären Fibrinolyse (Thrombolyse) erkennen lassen.

b) Permeationsstörungen

Die progressiven Perfusionsstörungen der pulmonalen Strombahn werden jedoch nicht nur durch extrapulmonale Haemostasestörungen mit generalisierter plasmatischer Hyperkoagulabilität und fakultativer intravasaler Mikrothrombose perpetuiert und aggraviert, sondern auch durch Permeabilitätsstörungen im Bereich der alveolo-kapillären Austauschmembranen. Bereits in der Frühphase der akuten respiratorischen Insuffizienz manifestiert sich in den perikapillären Interstitien eine rasch progrediente Transsudation, als deren Ursachen insbesondere die zur Automatisation neigenden Wechselbeziehungen zwischen

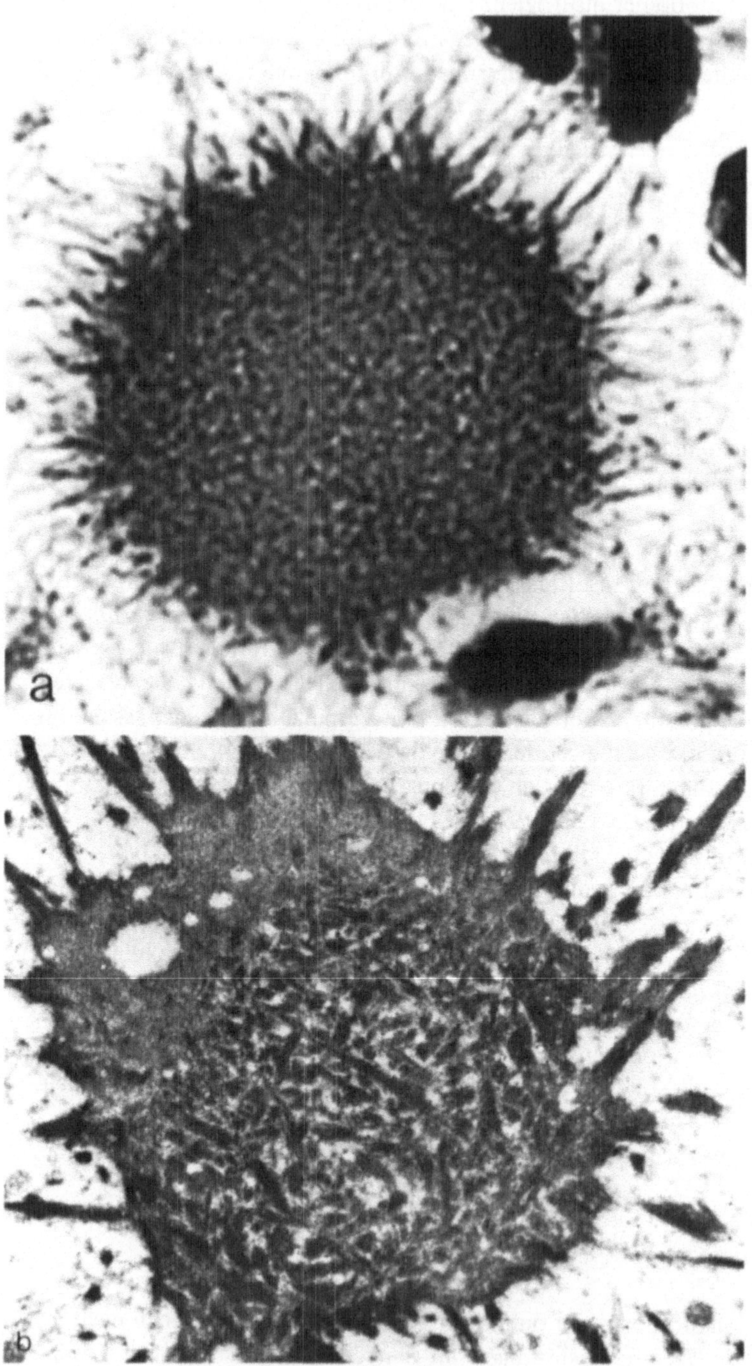

Abb. 3. Entstehung kugelförmiger hyaliner Mikrothromben durch Vernetzung filamentär präformierter intermediärer Fibrinpolymere (mit fibrin-charakteristischer Querstreifung) zu sphärischen Raumgitterstrukturen im *strömenden* Blut. *a* Histomorphologische Detailaufnahme, *b* elektronenmikroskopisches Pendant mit rhythmischer Querstreifung der intermediären Fibrinpolymere

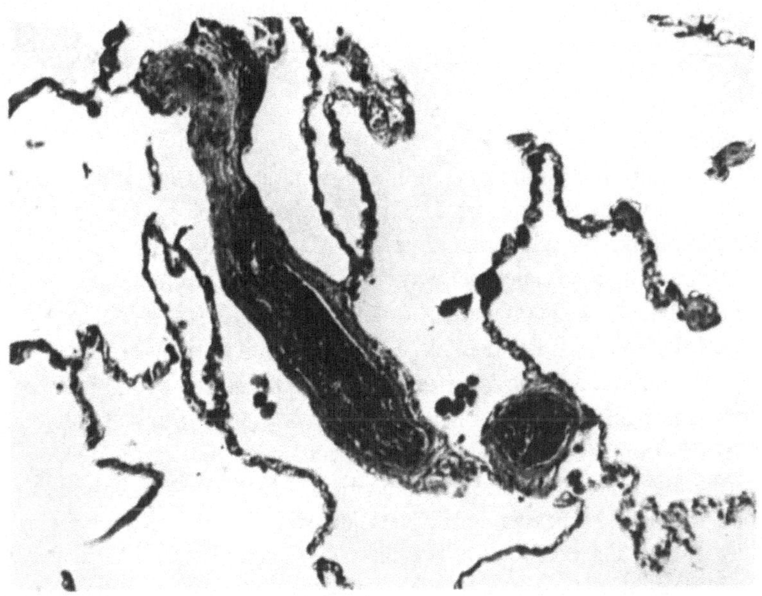

Abb. 4. Frühphase der akuten respiratorischen Insuffizienz. Septischer Schock mit Ausbildung gefäßobliterierender fibrinreicher Mikrothromben durch perioden-koinzidente laterale Aggregation von Fibrinoligomeren

Erythrozytenaggregation und Widerstandserhöhung in den sheet flow Systemen angesprochen werden müssen. Jede Widerstandserhöhung im Bereich der venolären Schenkel der sheet-flow-Systeme führt in den vorgeschalteten Kapillargebieten zu einem Anstieg des hydrostatischen Drucks mit konsekutiver Steigerung des Filtrationsdrucks [46]. Der gesteigerte Übertritt von Wasser und Elektrolyten ist andererseits Ursache einer zunehmenden pulmonalen Hämokonzentration und damit seinerseits in der Lage, Erythrozytenaggregation und Viskositätssteigerung zu perpetuieren und zu aggravieren.

Schauplatz der Transsudation in die perikapillären Interstitien sind zunächst die interendothelialen Kittlinien, die als sog. leaky junctions schon physiologischerweise einen begrenzten Eiweiß- und Flüssigkeitsübertritt aus den Alveolarlumina in die perivasalen Interstitien ermöglichen [4, 25, 42]. Riede et al. (1978) haben mehrfach darauf aufmerksam gemacht, daß sich die gesteigerte Transsudation bei der sog. Schocklunge bereits zu einem Zeitpunkt manifestiert, da an den Endothelen der sheet-flow-Systeme noch keinerlei morphologische Äquivalente einer Stoffwechselirritation und metabolisch inszenierten Permeationsstörung sichtbar werden.

Die im Rahmen dieser Transsudation extravadierenden Flüssigkeiten unterliegen zwar interstitiell einem in die Alveolarlumina gerichteten Sog, werden jedoch physiologischerweise durch die sog. tight junctions (Zonulae occludentes [25, 42] der alveolären Epithele am Übertritt in die Alveolarlumina gehindert und statt dessen über interstitielle Lymphbahnen abtransportiert [27, 28].

Für die gesteigerte Permeabilität der interalveolären Kapillaren ist bei den schockinduzierten pulmonalen Mikrozirkulations- und Verteilungsstörungen jedoch nicht nur der Anstieg des hydrostatischen Drucks in den venolären Schenkeln der sheet-flow-Systeme verantwortlich, sondern auch die Freisetzung permeabilitätsaktiver Stoffwechselprodukte und

Mediatoren *vor* der Lungenstrombahn. Dabei müssen insbesondere permeabilitätsaktive thrombozytogene Mediatoren genannt werden, z.B. Histamin, Serotonin und der sog. thrombozytogene Permeabilitätsfaktor. Permeabilitätsaktive Faktoren werden zudem im Rahmen der Aktivierung von Gerinnung und Fibrinolyse vor und in der pulmonalen Strombahn freigesetzt. Permeabilitätsstörungen der kapillären Lungenstrombahn können offenbar aber auch durch die Einschwemmung von Granulozyten in die terminale Lungenstrombahn ausgelöst werden. Der pathogenetische Stellenwert der Granulozytensequestration in der Lungenstrombahn ist dabei allerdings nur schwer zu ermessen. Als charakteristisch gilt, daß es sowohl bei septischen Schockfällen, als auch beim Verbrennungsschock und beim haemorhagisch-hypovolämischen Schock zu einem starken Anstieg der Granulozytenzahlen in den Lungenkapillaren kommt ([35, 36, 40] Riede et ak, 1978), während sich in der venösen Strombahn *vor* der Lunge eine Granulozytopenie manifestiert [14, 34]. Ein Teil der Granulozyten scheint dabei an der Oberfläche von pulmonalen Kapillarendothelen „zu kleben" und eine letale Stoffwechselirritation der Endothele sichtbar machen zu können, noch ehe es zur Ausbildung morphologisch erfaßbarer Symptome dieser Stoffwechselirritation kommt [38]. M.I. Barnhart und Noonan [2] messen den sequestrierten Granulozyten zudem eine Bedeutung für die Phagozytose und Elimination zirkulierender löslicher Fibrinderivate zu. Untersuchungen von Movat et al. [31, 32] haben vor allem aber Anhaltspunkte dafür erbracht, daß Granulozyten bei der Phagocytose einen lysosomalen Permeabilitätsfaktor freisetzen können, der die Ausbildung von interendothelialen Spalten induziert.

Permeabilitätsstörungen im Bereich der sheet-flow-Systeme können andererseits durch direkte Einwirkung von exogenen (bakteriellen) oder endogenen Toxinen an den alveolokapillären Austauschmembranen entstehen. Als charakteristische Beispiele können hier die kapillären Permeabilitätsstörungen bei der sog. urämischen Pneumonitis (Bleyl et al. 1978) und die Permeationsstörungen der Kapillarwand bei Autoaggressionskrankheiten gelten.

Solange die Extravasation in die perivasalen Interstitien von den hydrostatischen Kräften der sheet-flow-Systeme bestimmt wird, resultiert aus dem Circulus vitiosus zwischen Erythrozytenaggregation und Viskositätssteigerung die Ausbildung eines eiweißarmen Transsudats, ohne daß sich morphologische Symptome einer kapillären Permeabilitätsstörung erfassen ließen. Unter dem Einfluß intravasal zirkulierender permeabilitätsaktiver Mediatoren, lokal wirksamer Stoffwechselmetabolite und lysosomaler Permeabilitätsfaktoren kommt es dagegen zur Ausbildung eines eiweißreichen Exsudats (Abb. 5). Gleichzeitig treten an den Kapillarendothelen erste Symptome einer auch morphologisch erfaßbaren Stoffwechselirritation auf. Die Endothelzellen beginnen dabei zu schwellen, die Endothelzellmembranen scheinen sich bläschenförmig in die Kapillarlumina vorzuschieben, zwischen den Endothelen bilden sich mehr oder weniger große Lücken, und die Zelloberflächen der Endothele lassen ein rasch zunehmendes apikales Zellödem erkennen. Die Mitochondrien beginnen zu quellen, ihre Hüllmembranen reißen ein. Schließlich rupturieren die Membranen des endoplasmatischen Retikulum und die Zytoplasmamembranen an der Zelloberfläche, die Endothele zerfallen, und ihre Fragmente werden vom Blutstrom weggerissen. Im Fortgang der akuten respiratorischen Insuffizienz resultieren nicht selten „nackte" Basalmembranrohre, die auf weite Strecken keine endotheliale Auskleidung mehr erkennen lassen [1].

Intravasal zirkulierende Serum- und Plasmaproteine vermögen solche endothelzellarmen oder -freien interalveolären Basalmembranrohre praktisch frei zu permeieren und schrankenlos in die perivasalen Interstitien überzutreten. Interstitiell polymerisierendes

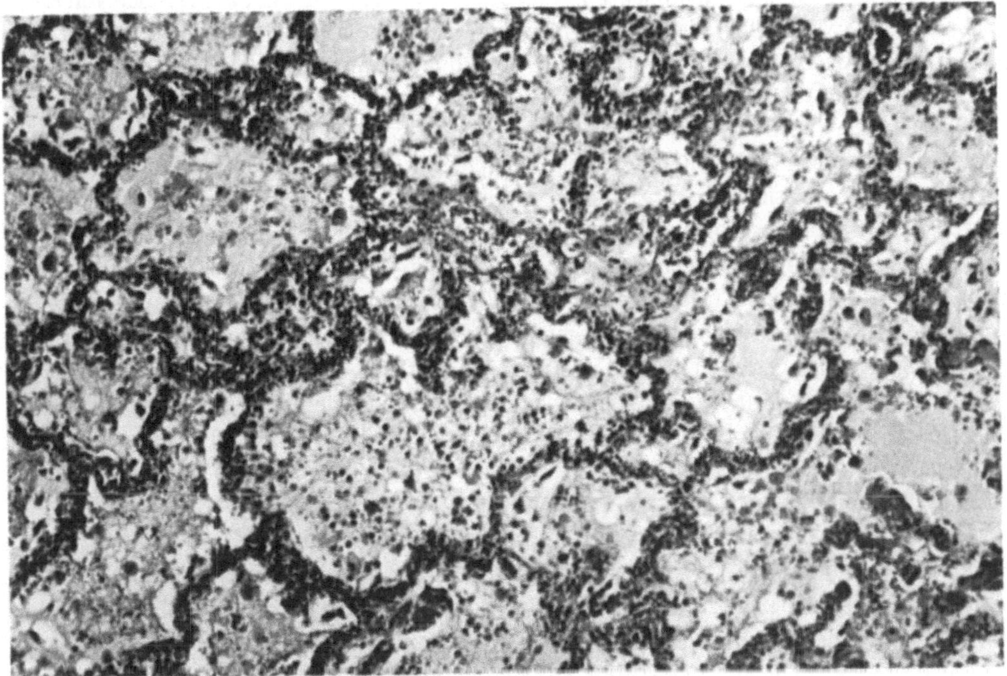

Abb. 5. Hochgradige Kongestion der interalveolären sheet-flow-kapillaren mit Ausbildung eines generalisierten interstitiellen und intraalveolären Lungenödems

und präzipitierendes Fibrin dokumentiert überdies, daß an dieser schrankenlosen Extravasation in die perivasalen Interstitien im Fortgang der akuten respiratorischen Insuffizienz auch intravasal zirkulierende, lösliche Fibrinmonomere und -oligomere aus der Kreislaufperipherie und aus den Kapazitätsgefäßen *vor* der Lungenstrombahn beteiligt sein können. Der Verlust an Plasmaproteinen in die perivasalen Interstitien induziert andererseits aber eine Abnahme der transkapillären Druckdifferenz des kolloidosmotischen Drucks und fördert damit seinerseits eine Flüssigkeitsextravasation in die perivasalen Interstitien mit konsekutiver weiterer Hämokonzentration in den Sheet-flow-Systemen.

Der Abtransport der extravadierten Serum- und Plasmaproteine obliegt den pulmonalen Lymphbahnen, zum einen den periarteriellen und peribronchialen Lymphbahnen, zum anderen den Lymphgefäßen der interlobulären Septen und Venenäste, die mit den subpleuralen Lymphgefäßen kommunizieren. Erste Lymphknotenstation sind wohl für die subpleurale, als auch für die peribronchiale bzw. periarterielle Lymphe die Hiluslymphknoten. Die alveolo-kapillären Austauschmembranen besitzen dagegen keine Lymphbahnen.

c) Ventilationsstörungen

Schauplatz der pathologischen Anatomie der akuten respiratorischen Insuffizienz sind schließlich die flach ausgezogenen, an Endothelzellen erinnernden membranösen Alveozyten (Alveozyten Typ I) mit ihren physiologischerweise für Proteine undurchlässigen interepithelialen Kontaktzonen (sog. tight junctions, Zonulae occludentes) und die kubischen, durch ein außerordentlich organellenreiches Zytoplasma gekennzeichneten, oberflächlich von einem Saum aus Mikrovilli bedeckten granulären Alveozyten (Alveozyten Typ II), die vor allem in den Alveolarnischen liegen und für die pulmonale Surfactant-Synthese verantwortlich sind. Beide, Alveozyten Typ I und Alveozyten Typ II, sind von einer Basalmembran unterlagert, die die Alveozyten vom angrenzenden Interstitium abgrenzt. Die Oberfläche der Alveozyten aber wird von einem monomolekularen Proteinfilm bedeckt, der in den Alveozyten II synthetisiert wird, intrazytoplasmatisch in sog. Lamellarkörperchen vorliegt und durch einen Emiozytosevorgang an die Alveolarlichtungen abgegeben wird. Seine Aufgabe ist es, die an den intraalveolären Grenzflächen zwischen Luft und (Gewebe-)Wasser auftretenden Grenzflächen-Kräfte dem unterschiedlichen Belüftungsgrad der Alveolen dynamisch anzupassen und den aus diesen Grenzflächenkräften resultierenden, in den Mittelpunkt der Alveolen gerichteten radiusabhängigen Oberflächendruck (sog. Retraktionsdruck) zu kompensieren. Schon physiologischerweise liegt allerdings der Oberflächendruck in der die Oberfläche der Alveolarepithele auskleidenden Flüssigkeitsschicht um weniges über dem entgegengerichteten Druck des oberflächenaktiven Systems der Alveolen. De facto realisiert sich der Retraktionsdruck im angrenzenden Interstitium mithin als ein negativer interstitieller Druck, der an den interalveolären Kapillarwänden zugleich als – allerdings begrenzter – transkapillärer Sog wirksam wird und dadurch die physiologische Hydratation der Alveolarwände ermöglicht: Unter dem Einfluß dieses negativen interstitiellen Drucks kommt es schon physiologisch zu einem (begrenzten) Flüssigkeitsstrom aus den Kapillaren in das Interstitium und zu einem Abtransport dieses Flüssigkeitsstroms als pulmonale Lymphe.

Die für die Surfactant-Synthese verantwortlichen Alveozyten II lassen eine hohe Vulnerabilität gegenüber azidotischen Stoffwechselentgleisungen erkennen. Jede Form der metabolischen Azidose des Azinusepithels führt zu einer außerordentlich rasch einsetzenden Synthesestörung des Surfactant in den Alveozyten II [18]. Pulmonale Mikrozirkulations- und Verteilungsstörungen der terminalen Strombahn, wie sie im Rahmen generalisierter Mikrozirkulations- und Verteilungsstörungen *vor* der Lunge auftreten, induzieren, wenn sie nur lange genug bestehen, praktisch gesetzmäßig einen progredienten Surfactant-Mangel mit konsekutiver Zunahme des in die Alveolarlumina gerichteten Retraktionsdrucks (Abb. 6). Der

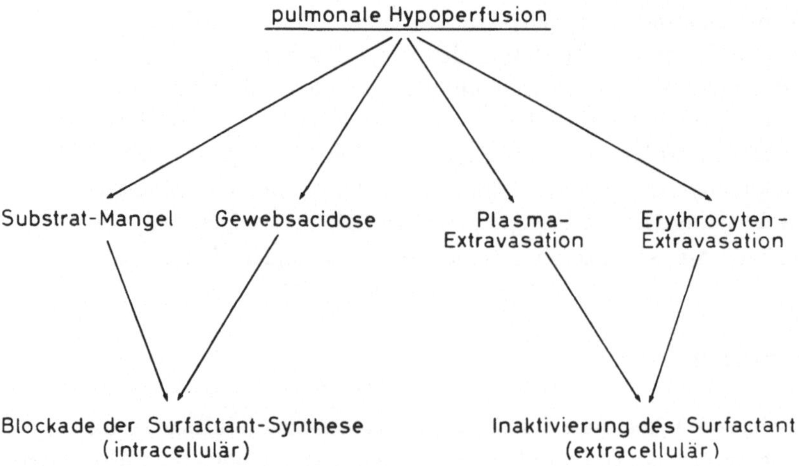

Abb. 6. Pathogenese des Surfactant-Mangels unter den Bedingungen einer akuten respiratorischen Insuffizienz mit pulmonaler Hypoperfusion

Mangel an oberflächenaktiven Kräften aber wird seinerseits den negativen interstitiellen Druck und damit den auf der Kapillarwand lastenden transkapillären Sog verstärken. Für die terminale Lungenstrombahn resultiert nicht nur eine Perpetuation der Perfusionsstörungen mit Kapillarektasie, Erythrozytenaggregation und Viskositätssteigerung, sondern auch eine Aggravierung der Transsudation und Exsudation in die perikapillären Interstitien mit reaktiv gesteigerter weiterer Erythrozytenaggregation und Viskositätserhöhung.

Solange die Permeabilität der Alveolarepithele ungestört ist, wird sich der Mangel an oberflächenaktiven Kräften an den intra-alveolären Grenzflächen zwischen Luft und Wasser nur in einer Zunahme des interstitiellen Ödems und des Lymphabflusses manifestieren können [33]. Flüssigkeitsextravasation in die Interstitien und Ausgleich des kolloid-osmotischen Drucks zwischen Intravasal- und Extravasalraum werden dabei u.U. sogar zu einem Ausgleich der negativen interstitiellen Drucke führen und damit den transkapillären Sog vorübergehend hemmen können [50]. Im Fortgang der pulmonalen Mikrozirkulations- und Verteilungsstörungen induziert die metabolische Azidose jedoch nicht nur eine Zunahme des Surfactant-Mangels an den intraalveolären Grenzflächen, sondern auch einen Zusammenbruch der Schrankenfunktion der Alveolarepithele und ihrer Zonulae occludentes. Der durch den Surfactant-Mangel bedingte hohe Retraktionsdruck löst dann nicht nur eine progrediente Extravasation in die perivasalen Interstitien, sondern zugleich den Übertritt dieser Flüssigkeiten in die Alveolarlumina (vgl. Abb. 5) und die Ausbildung eines exzessiven intraalveolären Ödems aus [23, 30].

Der Übertritt von Serum- und Plasmaproteinen in die Lungenalveolen und Ductuli alveolares aber wird zugleich zur Ursache eines weiteren Circulus vitiosus an den alveolokapillären Austauschmembranen [5, 9]. Denn Serum- und Plasmaproteine hemmen nach den Untersuchungen von Taylor und Abrams [47, 48], Rüfer [37] und Benzer [3] ihrerseits die Oberflächenaktivität des Dipalmitoyllecithins (Abb. 7), des wirksamen Prinzips des Surfactant [12, 22, 26]. Die akute respiratorische Insuffizienz ist mithin nicht nur durch eine Synthesestörung des Surfactant, sondern auch durch eine Hemmung bereits synthetisierter und aus den Alveozyten ausgeschleuster Surfactantaktivitäten gekennzeichnet. Der Übertritt von Serum- und Plasmaproteinen in die Alveolarlumina aber wird über

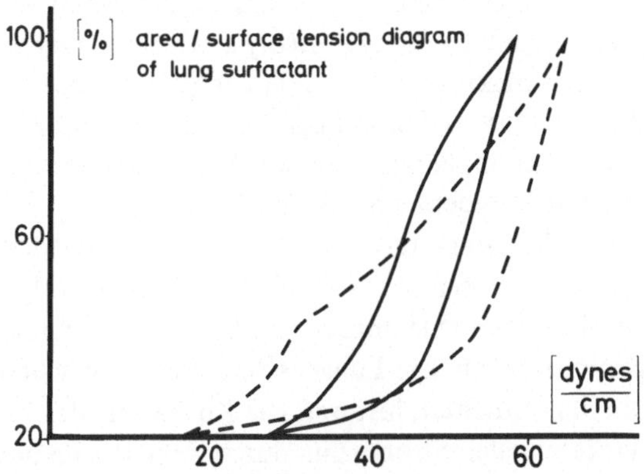

Abb. 7. Flächen-Oberflächenspannungsdiagramm zur Spreitbarkeit des pulmonalen Surfactant auf γ-Globulin-haltiger Hypophase (ausgezogener Kurvenverlauf) im Vergleich zur Spreitbarkeit auf einer Hypophase aus Ringer-Lösung (Kontrolle, gestrichelter Kurvenverlauf). Mit freundlicher Genehmigung von R. Rüfer, Mannheim

diese Hemmung bereits synthetisierter Surfactantaktivitäten gleichzeitig zur Ursache einer weiteren Extravasation von Plasmaproteinen.

Morphologisches Symptom des pulmonalen Surfactant-Mangels ist neben der durch die aktuellen Grenzflächenkräfte gesteuerten Extravasation in die perivasalen Interstitien und Lungenalveolen der Kollaps der Alveolarlumina unter Ausbildung polytoper Mikroatelektasen. Die durch Kongestion und interstitielles Ödem verbreiterten interalveolären Septen erscheinen dabei harmonikaartig aufgefaltet, die ektatischen Kapillaren ragen perlschnurähnlich in die engen Alveolarlumina vor. Die Ausbildung solcher Atelektasen beginnt charakteristischerweise häufig in der unmittelbaren Nachbarschaft pulmonaler Gerüststrukturen, insbesondere subpleural, sowie in der Nachbarschaft der ödematös verbreiterten, lymphangiektatischen peribronchialen und perivasalen Bindegewebsmanschetten und pulmonalen Septen, um sich dann rasch auch im übrigen Lungengewebe auszubreiten. Zwischen den atelektatischen Alveolen aber imponieren weitgestellte, nicht selten sogar deutlich überblähte Ductuli alveolares und Bronchioli alveolares. Pathophysiologisch kommt es als Äquivalent des alveolären Surfactantmangels zu progredienten Störungen des Ventilations- und Perfusionsverhältnisses der Lungen, zur Überleitung von intrapulmonal nicht oxygeniertem Blut aus dem pulmonalen Kreislauf in den systemischen Kreislauf sowie zur Zunahme des pulmonalen Totraums.

Unter dem Einfluß der hohen, in das Innere der Alveolen gerichteten Retraktionsdrucke extravadieren jedoch nicht nur Serum- und Plasmaproteine in die Alveolarlumina, sondern auch die intravasal zirkulierenden löslichen Äquivalente der generalisierten plasmatischen Hyperkoagulabilität, die plasmatischen Fibrinmonomere und -oligomere. Fibrinmonomere und Fibrinoligomere aber polymerisieren und präzipitieren extravasal an den intraalveolären und -ductulären Grenzflächen zwischen Luft und Ödemflüssigkeit nach Maßgabe der aktuellen tangentialen Oberflächenspannung zu pulmonalen hyalinen Membranen [7, 8]. Pulmonale hyaline Membranen (Abb. 8a) werden unter den Bedingungen des akuten Lungenversagens mithin nicht nur zum morphologischen Symptom der vorausgehenden generalisierten plasmatischen Hyperkoagulabilität [5, 6], sondern auch zum Äquivalent der Insuffizienz des Surfactant-Systems [7]. Auch dem Fibrin der pulmonalen hyalinen Membranen eignet dabei die Eigenschaft eines Surfactant-Inhibitors [37], intraalveoläre Surfacant-Aktivitäten hemmen andererseits die fibrinolytischen Aktivitäten in den Alveolarlumina [48], so daß pulmonale hyaline Membranen nur durch eine unspezifische (granulozytäre) Proteolyse wieder aufgebaut werden können (Abb. 8b).

Das makroskopische Bild der akuten respiratorischen Insuffizienz wird entsprechend dieser Patho- und Morphogenese ganz wesentlich durch das Nebeneinander von Störungen der Perfusion, Permeation und Ventilation bestimmt. Die Lungen der akuten respiratorischen Insuffizienz sind als Ausdruck der Kongestion der Netzkapillaren sowie als Äquivalent des interstitiellen und intraalveolären Ödems groß, voluminös und ungewöhnlich schwer. Von den Schnittflächen fließt im Gefolge der Einlagerung von mehr oder weniger eiweißreichen Ödemmassen in die Interstitien und Lungenalveolen reichlich blutig-wäßriges Exsudat ab. Die Lungenschnittflächen erscheinen im Gefolge des Kollaps der Alveolarlumina verdichtet, luftarm. Die Konsistenz des Lungengewebes wird durch die Kongestion der terminalen Strombahn, durch interstitielle und intraalveoläre Exsudatmassen und durch die Ausbildung pulmonaler hyaliner Membranen in den Alveolarlumina, Ductuli alveolares und Bronchioli terminales hochgradig vermehrt. Schon die Mikrozirkulationsstörungen im Bereich der Netzkapillaren und arteriolo-venolären Thorough-fare-Kanäle führen zudem zu einer auch klinisch erfaßbaren, zunächst allerdings diskreten und reversiblen Abnahme der

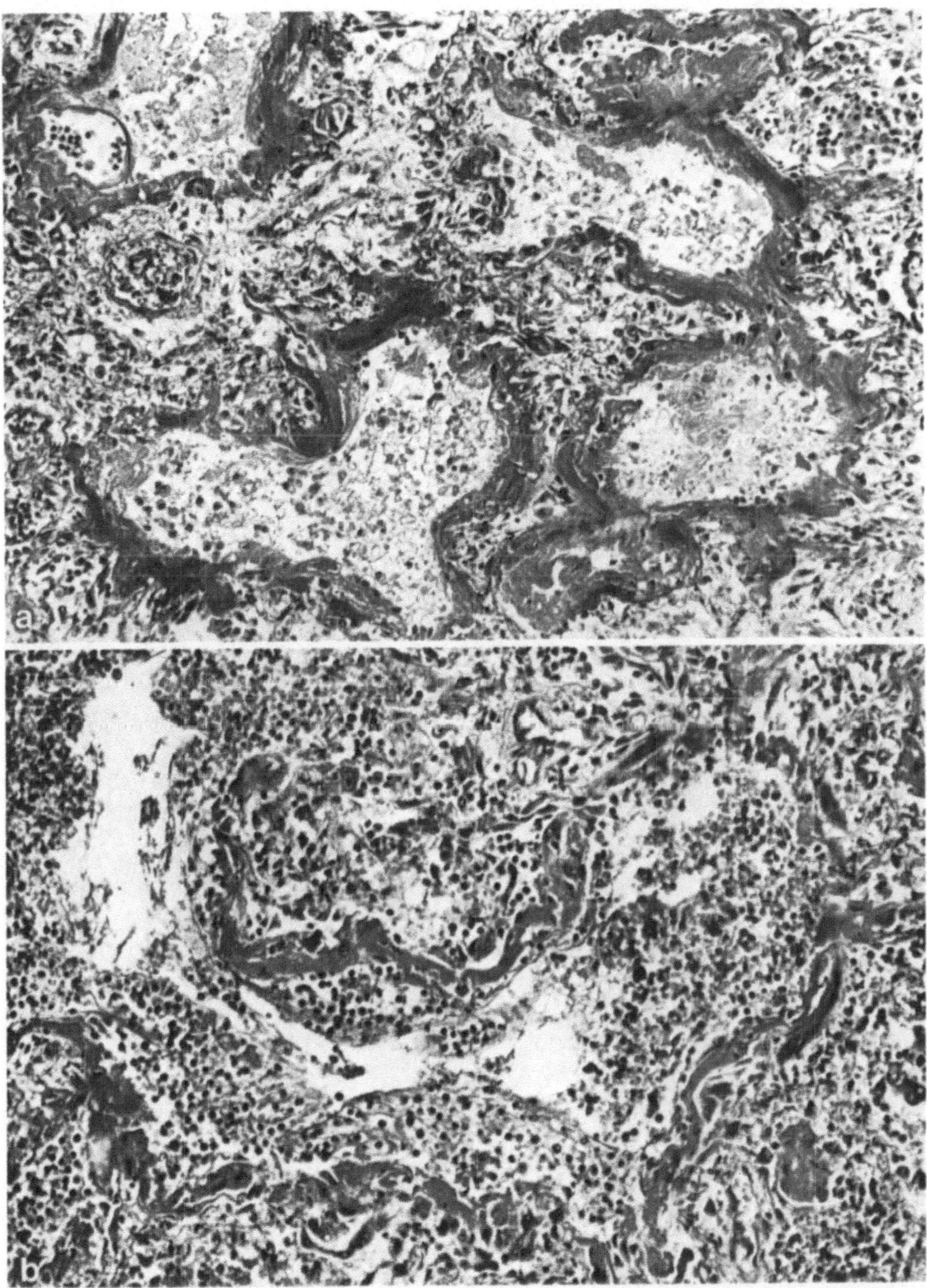

Abb. 8. Akute respiratorische Insuffizienz: *a* Protrahierte pulmonale Hypoperfusion mit hochgradigem Surfactant-Mangel der Lunge, ausgeprägten Mikroatelektasen der Alveolarlumina und Ausbildung von pulmonalen hyalinen Membranen an den intraalveolären und intraductulären Grenzflächen zwischen Luft und (Gewebe-)Wasser. *b* Granulozytäre Proteolyse der pulmonalen hyalinen Membranen mit ausgeprägter Membranfragmentation

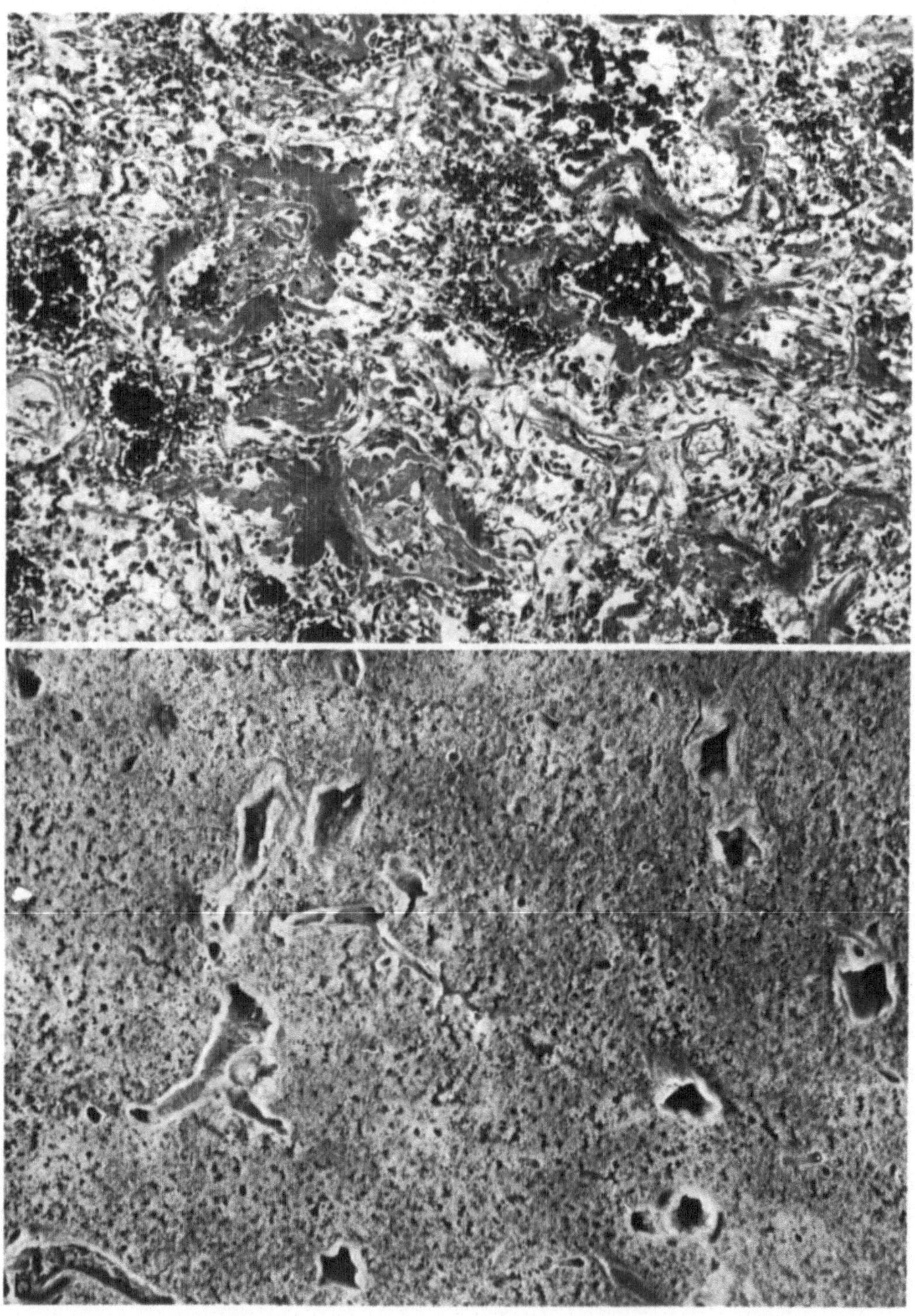

Abb. 9. Splenisation des Lungengewebes mit fortgeschrittener Atelektase der Alveolen, interstitiellem und intraalveolärem Ödem und zusammengesinterten pulmonalen hyalinen Membranen in den Alveolarlumina im mikroskopischen (a) und makroskopischen (b) Bild

Compliance des Lungengewebes, ein Befund, der sich unter dem Einfluß der Transsudation und Exsudation in die Interstitien und Alveolarlumina noch aggraviert und der durch eine progrediente restriktive Ventilationsstörung charakterisiert ist. Zwischen dem zunehmend „verdichteten" Lungenparenchym aber imponieren hochgradig verbreiterte, ödematös verquollene Lungensepten und ödematös verbreiterte perivasale Bindegewebsmanschetten mit ungewöhnlich ektatischen, flüssigkeitsreichen Lymphbahnen.

d) Spätstadium

Selbst das Spätstadium der akuten respiratorischen Insuffizienz kann noch als organcharakteristische Antwort der Lunge auf die vorausgehenden generalisierten progressiven Störungen in der Funktionseinheit zwischen kapillärer pulmonaler Perfusion, alveolokapillärer Permeation und alveolärer Ventilation gewertet werden. Patho-anatomisches Korrelat sind dabei reparative Regeneration, Proliferation und Organisation (Abb. 9). Reparation und Regeneration beginnen bereits um den 4. Tag nach Ausbildung der akuten respiratorischen Insuffizienz mit einer rasch progredienten Fibroblastenproliferation und Fibroplasie, die um den 6. Tag von einer Regeneration der Kapillarendothele überlagert werden. Etwa um den 6. Tag setzt auch die Regeneration der Alveolarepithele ein, die ausschließlich von Alveozyten Typ II getragen wird. Die alveolo-kapillären Austauschmembranen werden dann von monotonen kubischen Alveozyten Typ II bedeckt, deren Zytoplasma auffallend wenige Lamellarkörper enthält. Die Alveolarlumina bleiben kollabiert, die Ductuli alveolares und Bronchioli alveolares dagegen überbläht. Ein Großteil der zuvor perlschnurartig in die Alveolarlumina vorragenden Kapillaren erscheint dann englumig, die kapilläre Hyperämie tritt deutlich zurück und die re-endothelialisierten Kapillaren werden teilweise manschettenförmig von Fibroblasten und kollagenen Faserbündeln umscheidet. In Spätstadien der Schocklunge sind die interalveolären Interstitien nach den morphologischen Analysen von Bachofen und Weibel [1] sowie Riede et al. (1978) u.U. bis zu fünf- bis siebenmal breiter als physiologische Alveolarsepten. Bis zu 50% dieser hochgradig verdichteten Alveolarsepten aber werden von Fibrozyten und kollagenen Fasern eingenommen. Die in den Sacculi und Ductuli alveolares liegenden pulmonalen hyalinen Membranen andererseits unterliegen, wenn sie nicht bakteriell infiziert werden und einer granulozytär inszenierten intraalveolären Proteolyse anheim fallen, der bindegewebigen Organisation.

Die Lungen werden unter interstitieller Fibrose und intraalveolärer Organisation zunehmend „verdichtet", ihre Konsistenz wird steif und fest, ihre Schnittfläche eigentümlich trocken. In Spätstadien der akuten respiratorischen Insuffizienz erinnern Aussehen und Konsistenz des Lungengewebes verblüffend an Milzgewebe, wir sprechen expressis verbis von der „Splenisation der Lungen". Die Splenisation der Lungen aber fixiert auch die klinisch-funktionelle Symptomatik der akuten respiratorischen Insuffizienz.

Literatur

1. Bachofen M, Weibel ER (1974) Basic pattern of tissue repair in human lungs following unspecific injury. Chest 65:4 (Suppl)
2. Barnhart MI, Noonan SM (1973) Cellular control mechanisms for blood clotting proteins. In: Brinkhous KM, Surgenor DM, Hinnom S, Sherry S, Stengle JM (eds) Thrombosis: Mechanisms and Control. Schattauer, Stuttgart New York, p 59

3. Benzer H (1975) Oberflächenspannung in der Lunge und Schocklunge. Verh Dtsch Ges Inn Med 81:455–462
4. Bignon J, Jaubert F, Jaurand MC (1977) Ultrastructural basis for pulmonary capillary permeability to autologous plasma proteins and to exogenous proteinic tracers. Chest 71:294
5. Bleyl (1971) Pathomorphologie und Pathogenese des Atemnotsyndroms. Verh Dtsch Ges Path 55: 55:39
6. Bleyl U (1977) Morphological diagnosis of disseminated intravascular coagulation: histologic, histochemical and electronmicroscopic studies. Seminars in Thrombosis and Hemostasis 3:247
7. Bleyl U (1978) Hämostase und Schocklunge. Verh Dtsch Ges Path 62:39
8. Bleyl U Die Atemnotsyndrom-Lunge – Sequestrationsorgan für lösliches Fibrin. Schweizerisches Symposium über akutes Lungenversagen 1978 (im Druck)
9. Bleyl U, Büsing CM (1973) Pathogenese pulmonaler hyaliner Membranen. In: Wiemers K, Scholler KL (Hrsg) Lungenveränderungen bei Langzeitbeatmung. Internat Symposium Freiburg 1971, Thieme Stuttgart
10. Bleyl U, Rossner JA (1976) Globular hyaline microthrombi – their nature and morphogenesis. Virchows Arch A Path Anat Histol 370:113
11. Brass EP, Forman WB, Edwards RV, Lindan O (1976) Fibrin formation: The role of the fibrinogen fibrin complex. Thrombos Haemostas 36:37
12. Brown ES (1964) Isolation and assay of dipalmitoyllecithin in lung extracts. Am J Physiol 207:402
13. Büsing CM, Bleyl U (1977) Plasminogen activator activity of pulmonary vessels in shock. Thrombos Res 11:285
14. Coalson JJ, Hinshaw LB, Guenter CA (1970) The pulmonary ultrastructure in septic shock. Exp molec Path 12:84
15. Fletcher AP, Alkjaersig N, O'Brien J (1970) Blood hypercoagulability and thrombosis. XIII. Internat. Congr. of Haematology, Munich, 2–8., p 244
16. Fung YC, Sobin SS (1969) Theory of sheet flow in lung alveoli. J appl Physiol 26:472
17. Fung YC, Sobin SS (1972) Pulmonary alveolar blood flow. Circulat Res 30:470
18. Goodwin MN Jr (1971) Deficiency of pulmonary surfactant in metabolic acidosis. Amer J Path 62:49
19. Graeff H, Hugo R v, Hafter R (1973) In vivo formation of soluble fibrin monomer complexes in human plasma. Thrombos Res 3:465
20. Graeff H, Hugo v R, Hafter R (1978) Evaluation of hypercoagulability and intravascular coagulation by estimation and characterization of soluble fibrin monomer complexes (SFMCs). In: Davidson JF, Rowan RM, Samama NM, Desnoyers PC (eds) Progress in Chemical Fibrinolysis and Thrombolysis. Raven Press, New York, p 435
21. Hafter R, Müller-Berghaus G, Hugo R v, Graeff H (1977) Estimation and characterization of soluble fibrin monomer complexes during endotoxin induced intravascular coagulation. Thrombos Res 10:711
22. Hallmann MK, Miyal K, Wagner RM (1975) Isolated lamellar bodies from rat lung. Correlated ultrastructural and biochemical studies. Lab Invest 32:295
23. Hughes JMB (1977) Pulmonary edema. In: West JB (ed) Regional differences in the lung. Academic Press, New York London
24. Hugo R v, Hafter R, Stemberger A, Graeff H (1977) Complex formation of crosslinked fibrin oligomers with agarose coupled fibrinogen and fibrin. Hoppe-Seylers Z Physiol Chem 358:1359
25. Inoue S, Michel RP, Hogg JC (1976) Zonulae occludentes in alveolar epithelium and capillary endothelium of dog lungs studied with the freeze-fracture technique. J Ultrastruct Res 56:215
26. Klaus MH, Clements JA, Havel RJ (1961) Composition of surface-active material isolated from beef lung. Proc Nat Acad Sci USA 47:1858
27. Lauweryns JM (1971) Stereomicroscopic funnel-like architecture of pulmonary lymphatic vessels. Lymphology 4:125
28. Lauweryns JM, Baert JH (1977) Alveolar clearance and the role of the pulmonary lymphatics: Amer Rev Resp Dis 115:625
29. Manasse P (1892) Über hyaline Ballen und Thromben in den Gefäßen bei akuten Infektionskrankheiten. Virchows Arch 130:217
30. Meyer BJ, Meyer A, Guyton AC (1968) Interstitial fluid pressure. Circulat Res 22:263
31. Movat HZ, Uriuhara T, Macmorine DL, Burke JS (1964) A permeability factor released from leukocytes after phagocytosis of immun complexes and its possible role in the arthus reaction. Life Sci 3:1025

32. Movat HZ, Udaka K, Takeuchi Y (1970) Plymorphonuclear leukocyte lysosomes and vascular injury. In: Koller F, Brinkhous KM, Biggs R, Rodman NF, Hinnom S (eds) Vascular Factors and Thrombosis. Schattauer, Stuttgart New York, p 211
33. Murray JF (1976) The Normal Lung. Saunders, Philadelphia London Toronto
34. Pingleton WW, Coalson JJ, Hinshaw LB, Guenter CA (1972) Effect of steroid pretreatment on development of shock lung. Lab Invest 27:445
35. Ratliff NB, Wilson JW, Mikat E, Hackel DB (1970) Altered leukocytes in pulmonary vessels of dogs in hemorrhagic shock. Microsvasc Res 2:241
36. Ratliff NB, Wilson JW, Mikat E, Hackel DB, Graham TC (1971) The lung in hemorrhagic shock. Amer J Path 65:325
37. Rüfer R (1971) Surfactant inhibition in vitro. XXV. International Congress of Physiological Sciences. Proceedings of the Internat. Union of Physiological Sciences IX (Abstract)
38. Sandritter W, Mittermayer C, Riede UN, Freudenberg N, Grimm H (1978) Shock lung syndrome (a general review). Path Res Pract 162: 7
39. Sasaki T, Page JH, Shainoff JR (1966) Stable complex of fibrinogen and fibrin. Science 152:1069
40. Schlag G, Voigt WH, Schnells G, Glatzl A (1976) Die Ultrastruktur der menschlichen Lunge im Schock. I. Anaesthesist 25:512–521
41. Schmid-Schönbein H (1977) Microrheology of erythrocytes and thrombocytes, blood viscosity and the distribution of blood flow in the microcirculation. In: Meessen H (ed) Mikrozirkulation. Springer, Berlin Heidelberg New York Handbuch der allgemeinen Pathologie III/7, p 289
42. Schneeberger EE (1977) Ultrastructure of intercellular junctions in the freeze fractured alveolar-capillary membrane of mouse lung. Chest 71:299
43. Sherman LA (1972) Fibrinogen turnover: Demonstration of multiple pathways of catabolism. J Labor Clin Med 79:710
44. Sherman LA (1977) Catabolism of fibrinogen and its derivatives. Thrombos Haemostasis (Stuttg) 38:809
45. Sherman LA, Harwig S, Lee J (1975) In vitro formation and in vivo clearance of fibrinogen complexes. J Labor Clin Med 86:100
46. Strieder DJ (1976) Physical factors in lung functions. In: Kazemi H (ed) Disorders of the respiratory system. Grune & Stratton, New York San Francisco London, p 12
47. Taylor FB Jr, Abrams ME (1964) Inhibition of clot lysis by a surface active lipoprotein from lung and inhibition of its surface activity by fibrinogen. Physiologist 7:269
48. Taylor FB Jr, Abrams ME (1966) Effect of surface active lipoprotein on clotting and fibrinolysis, and of fibrinogen on surface tension of surface active lipoprotein. With a hypothesis on the pathogenesis of pulmonary atelectasis and hyaline membrane in respiratory distress syndrome of the newborn. Amer J Med 40:346
49. Urbaschek B (1971) The effects of endotoxins in the microcirculation. In: Kadis S, Weinbaum G, Ajl SJ Microbial Toxins, vol. V, Academic Press, New York London, p 261
50. Wichert P v (1978) Alveolarwandphysiologie und Surfactant. Verh Dtsch Ges Path 62:29
51. Zenker K (1895) Über intravasale Fibringerinnung bei der Thrombose. Beitr path Anat 17:448
52. Zweifach BW (1961) Functional behavior of the microcirculation. Thomas, Springfield

Das röntgenologische Substrat der akuten respiratorischen Insuffizienz

J. Lissner, A. Jänsch und M. Kessler

Die akute respiratorische Insuffizienz beschäftigt den Röntgenologen jeden Tag, man kann fast sagen, von Tag zu Tag mehr.

Die Ateminsuffizienz ist jedoch nur Symptom dafür, daß das Blut nicht mehr ausreichend oxygenisiert wird und Kohlendioxyd nicht mehr zeitgerecht abgegeben werden kann. Diese Vorgänge spielen sich im mikroskopischen Bereich ab, nämlich im Alveolus und hier speziell an der alveolo-kapillären Membran. Der Alveolus ist aber im Röntgenbild gar nicht zu sehen, denn er ist nur 100 μ groß. Welche Hilfe kann also der Radiologe dem Kliniker bei der akuten respiratorischen Insuffizienz geben?

Wie beim klinischen Bild ist auch im Röntgenbild die Summation entscheidend, was heißen soll, daß eine verdickte alveolo-kapilläre Membran oder fehlender Surfactant mit Alveolarkollaps noch keine akute respiratorische Insuffizienz verursachen sondern daß eine solche erst dann auftritt, wenn viele Membranen und Alveolen betroffen sind.

Hiermit aber nähern wir uns der kleinsten funktionellen pulmonalen Einheit, nämlich dem Acinus und diesen können wir im Röntgenbild sehen.

An einem Acinus befinden sich ca. 2000 Alveolen mit den entsprechenden Bronchioli alveolares und einem Bronchiolus terminalis. Azinöse Verschattungen sind ca. 1–2 mm groß. Das durch Aspiration entstandene Bronchogramm zeigt solche azinösen Füllungen und gibt eine Vorstellung von der Größenverteilung und der Form azinöser Verschattungen (Abb. 1).

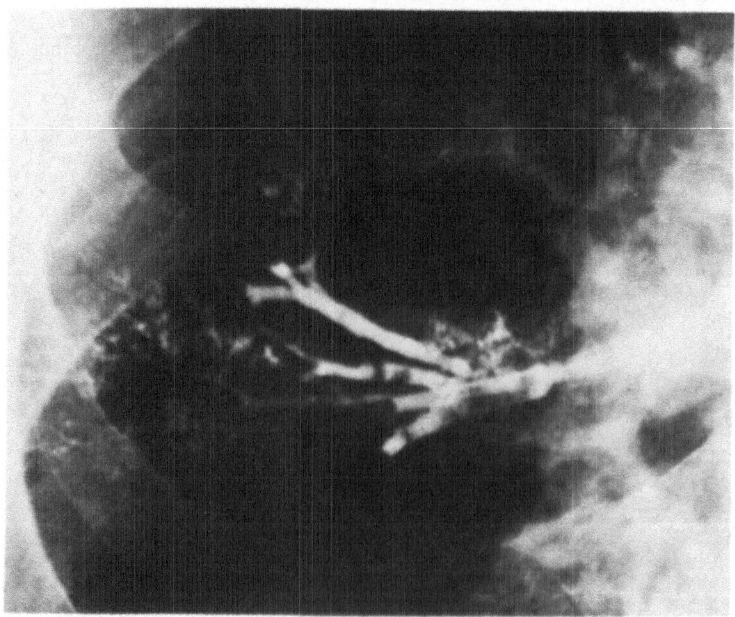

Abb. 1. Azinöses Verschattungsmuster aufgrund einer Kontrastmittelaspiration

Ohne Kontrastmittelgabe stellen sich solche azinösen oder azinären Verschattungen entweder als Füllungen der Acini, d.h. es kommt zu fleckförmigen Verschattungen, oder aber als ringförmige Verdichtungen dar, was bedeutet, daß die Acini luftgefüllt sind und das interazinäre Interstitium verdichtet ist (Abb. 2a und b).

Damit ist bereits der Anschluß an das Interstitium gewonnen, in welchem sich die respiratorische Insuffizienz vorwiegend abspielt.

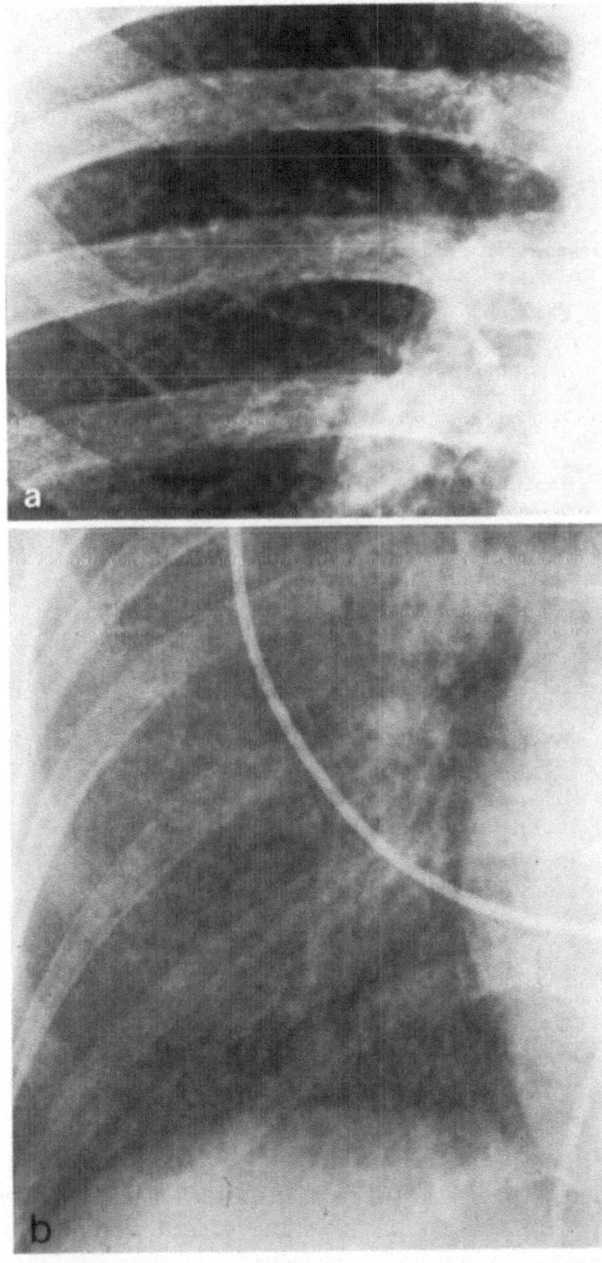

Abb. 2a, b. Fleck- und ringförmige Verdichtung als Ausdruck azinöser bzw. interazinärer Verdichtungen

Das Interstitium besteht aber nicht nur aus diesem interalveolären und interazinösen Gewebe, sondern auch aus dem peribronchialen, perivaskulären und interlobulären Bindegewebe. Dieses aber hat einen mehr straßenförmigen Verlauf und zwar einmal hilifugal, entlang den größeren Gefäßen und Bronchien, wie ein Arteriogramm der Lunge erkennen läßt (Abb. 3), und horizontal, wenn peripher subpleural interlobulär gelegen. Auch diese Verschattungsform ist im Arteriogramm erkennbar.

Ohne Kontrastmittelgabe sind diese Verschattungen nur andeutungsweise sichtbar und treten erst dann deutlicher hervor, wenn das Interstitium verdichtet ist.

Diese morphologischen Strukturen sind die Basis für eine Stellungnahme zur akuten respiratorischen Insuffizienz und ihrem Substrat im Röntgenbild.

Die Frage, die an den Radiologen gestellt wird, ist die, wo er dem Kliniker bei der Diagnostik, bei der Therapieplanung und Therapiekontrolle entscheidend helfen kann.

Um das Thema abzugrenzen, ist es zweckmäßig, folgende Systematik bei der akuten respiratorischen Insuffizienz zu Grunde zu legen (Tabelle 1):

Tabelle 1. Mögliche Ursachen der akuten Ateminsuffizienz

A Extrapulmonal		
1. *Neurogen*		
zentral (Gifte, Arzneimittel, Drogen, Anästhetika, Infektionen, neurol. Erkrankungen)		
peripher (Gifte, Infektionen, neurol. Erkrankungen)		
2. *Ertrinken*		
3. *Ödem der Glottis*		
4. *Aspiration*		
5. *O_2-Druckabfall* (atmosphärisch)		
B Pulmonal		
1. *Schocklunge* (respir. distress syndrom)		2. *andere Ursachen*
postoperativ	–	Embolie, Infarkt
posttraumatisch	–	Fettembolie
kritische Krankheitssituation allgemein	–	Lungenödem, kardial
Beatmungslunge	–	Pneumothorax
massive Transfusionen		
posthämorrhagisches Lungenödem	–	Lungenkontusion (u. Hämorrhagie)
Aspiration Mageninhalt	–	Aspiration
Pankreatitis akute		
Fruchtwasserembolie		
Arzneimittel		
Vergiftung		
Sepsis	–	Pneumonie
Allergie	–	Asthma
C Beim Neugeborenen		
Mekoniumaspiration		
Hyaline Membranen		
Transient respir. distress of the newborn		

Estrapulmonale Faktoren, seien sie neurogen, ödematös, durch Aspiration bedingt, oder durch plötzlichen O_2-Druckabfall, sollen nicht weiter erwähnt werden, dagegen die pulmonalen Ursachen und hier insbesondere die Schocklunge. Die Aufstellung verdeutlicht gleichzeitig, welche Zusammenhänge zwischen der Schocklunge und den anderen Krankheitsbildern, die zur akuten Ateminsuffizienz führen, bestehen; postoperativ kommt es

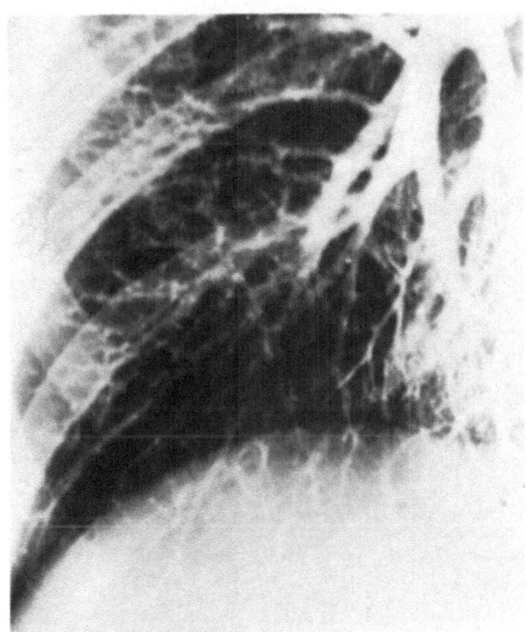

Abb. 3. Arteriogramm der Lunge zur Demonstration des Verlaufes des perivaskulären Interstitiums

z.B. häufig zur Schocklunge, aber auch zu einer Embolie oder einem Infarkt, posttraumatisch spielt die Fettembolie eine Rolle. Dies gilt allgemein für kritische Krankheitszustände, so auch für das kardiale Lungenödem, die Beatmungslunge, den Pneumothorax, das posthämorrhagische Lungenödem und die Lungenkontusion. Des weiteren sind die Pneumonitis durch Säureaggression bei Aspiration von Mageninhalt zu nennen, andererseits auch die Aspirationspneumonie durch Bakterien und schließlich bei der Schocklunge die Sepsis und Pneumonien, als allergisches Geschehen das Asthma [2].

Die Schocklunge darf als der Sammeltopf für die Mehrzahl der Ursachen des acute respiratory distress betrachtet werden. Die Schocklunge ist dabei als Ereignis anzusehen, dessen Ätiologie nicht bekannt ist, dessen Pathogenese aber einigermaßen überblickt werden kann.

In das pathologisch-anatomische und damit röntgendiagnostische Bild des respiratorischen Insuffizienz münden also viele, scheinbar ganz verschiedene Ursachen ein, wobei sozusagen als Weiche die alveolokapilläre Membran zu fungieren scheint. Sie wird durchlässig infolge der Anschoppung von Erythrozyten, Thrombozyten und Fibrin, welche das Endothel

1. zum interstitiellen Ödem
2. zur alveolären Atelektase und
3. zur Fibrose.

Die akute respiratorische Insuffizienz jedweder Herkunft dokumentiert sich nach einer Latenzzeit von 12 bis 24 Stunden mit ihren ersten röntgenologischen Zeichen. Eine solche Latenzzeit fehlt nur bei Lungenkontusionen, neurogenen Lungenödemen, akuten Hirndrucksteigerungen und posthämorrhagischem Lungenödem [4].

Röntgenologisch können während dieser Latenzzeit gar keine Lungenveränderungen vorhanden sein, obwohl der Patient bereits eine akute respiratorische Insuffizienz hat (Abb. 4).

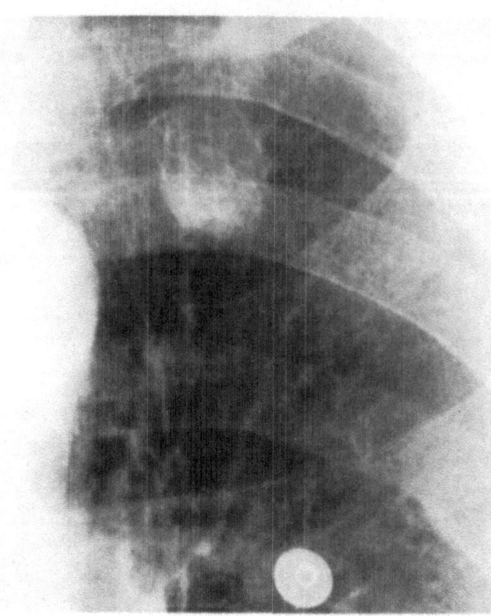

Abb. 4. Latenzstadium der akuten respiratorischen Insuffizienz, in dem noch keine auffälligen röntgenologischen Veränderungen zu erkennen sind

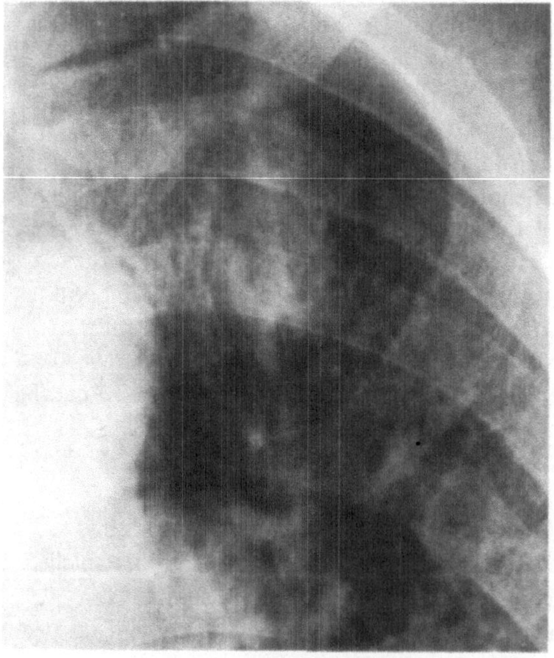

Abb. 5. Übergang zum Stadium I der respiratorischen Insuffizienz mit unscharf begrenzten Fleckschatten als Ausdruck von Flüssigkeitsübertritten in das perialveoläre Interstitium

Wenige Stunden später kommt es zu einer streifig-fleckförmigen Verdichtung in der ganzen Lunge, die am Ausschnitt des linken Oberlappens demonstriert wird (Abb. 5). Das ist der Übergang von der Latenzperiode in das Stadium I. Das Röntgenbild ist Ausdruck der Flüssigkeitsübertritte aus den Kapillaren in das perialveoläre Interstitium, die Fleckschatten sind ca. 2 bis 5 mm groß und unscharf begrenzt, da sie aus Flüssigkeit bestehen.

Neben diesen azinösen, teils auch schon lobulären Fleckschatten sieht man Streifen zum Hilus oder auch zur Pleura ziehen. Sie stellen das eigentliche perivaskuläre und peribronchiale Interstitium dar, ebenso wie jenes, welches interlobulär zur Pleura verläuft und mit dem Namen von *Kerley,* wenn es verdickt ist, belehnt wurde.

In diesem ersten Stadium sind die Veränderungen noch relativ diskret, es finden sich noch keine homogenen Verschattungen, d.h. es sind nur einzelne Interstitialräume so stark verdichtet, daß sie im Röntgenbild in Erscheinung treten.

Das Stadium II der respiratorischen Insuffizienz ist röntgenologisch sehr viel eindrucksvoller und steht auch eher im Blickfeld, da aufgrund der geringen klinischen Symptomatik im Stadium I häufig noch keine Röntgenaufnahme angefertigt wird.

Das Stadium II zeigt ein ausgeprägteres generalisierteres interstitielles Ödem (Abb. 6). Aus dem gesamten Kapillarbereich sind Flüssigkeit und Zellen in das benachbarte lockere Bindegewebe übergetreten; alle Bindegewebsscheiden im Acinusbereich, im Lobulus, even-

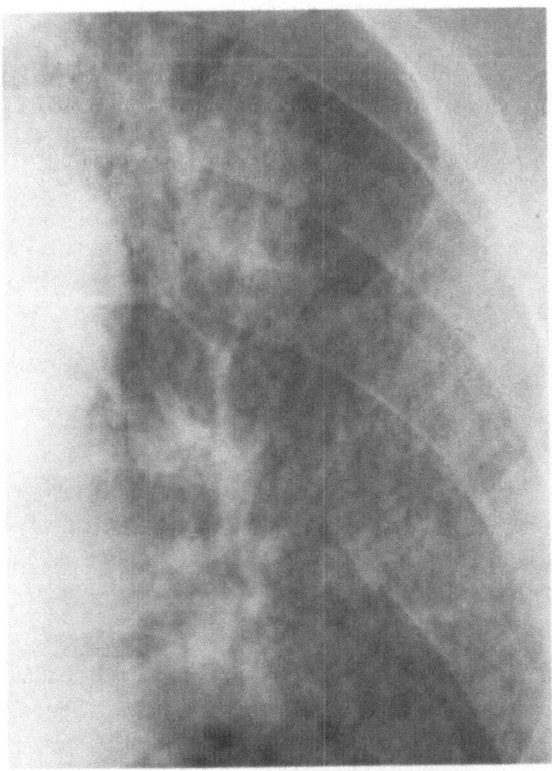

Abb. 6. Stadium II der akuten respiratorischen Insuffizienz mit einem ausgeprägten generalisierten interstitiellen Ödem

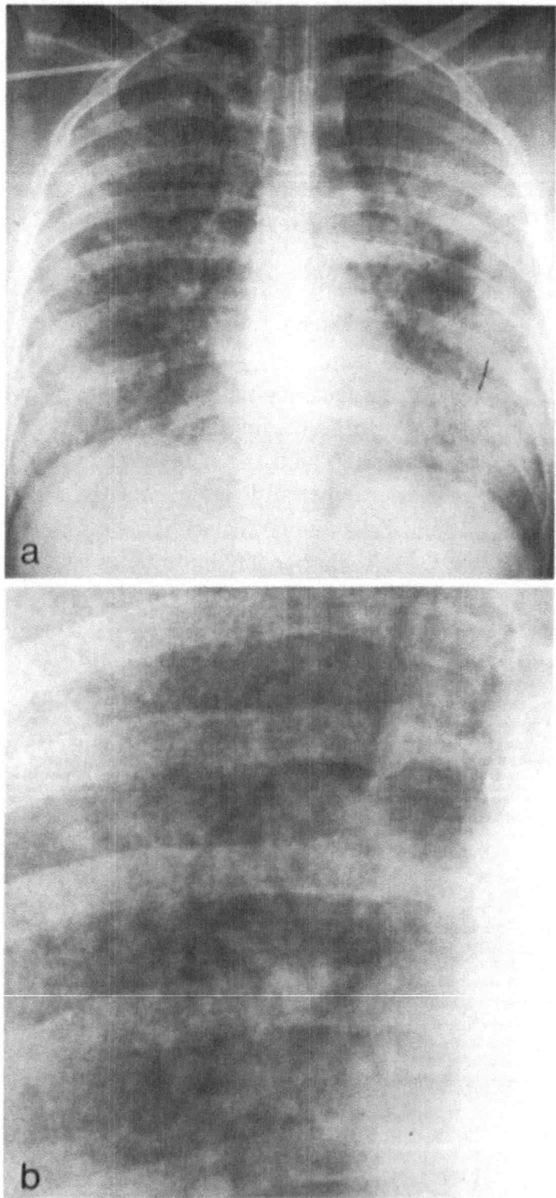

Abb. 7a, b. Stadium III der akuten respiratorischen Insuffizienz mit Ausbildung einer kongestiven Atelektase

tuell sogar im Segment oder im Lappenspalt haben Flüssigkeit aufgenommen. Dementsprechend kommt es zu einer mehr homogenen, schleierartigen Trübung der gesamten Lunge. Dazwischen sind allerdings die streifigen Verdichtungen der größeren Interstitialräume deutlich abgrenzbar.

Bei diesen Röntgenaufnahmen sollte immer wieder bedacht werden, daß sie ein technisches Problem darstellen, denn in diesem Stadium der respiratorischen Insuffizienz ist der Zustand des Patienten meist so, daß er nur noch im Bett liegend geröntgt werden kann. Sicher könnte die Qualität solcher Röntgenbettaufnahmen häufig besser sein, die Qualität der Aufnahme wird aber nicht allein vom Röntgenologen und dem röntgenologisch tätigen technischen Personal beeinflußt, sondern auch von der Mithilfe des Personals auf der Intensivstation. Die schwierige Situation stößt auf jedermanns Verständnis und die zunehmende Erfahrung macht gegenüber Verbesserungsmöglichkeiten aufgeschlossener.

Dieses Stadium II mit der Flüssigkeitsansammlung im gesamten Interstitium ist dasjenige, das das Gros der Röntgenbefunde bei der Schocklunge stellt.

Da der Patient in den meisten Fällen bereits beatmet wird, findet sich ein positives Bronchogramm. Aber auch ohne Beatmung bleiben die großen Bronchien bis zu den Segmenten offen, denn das Geschehen spielt sich nicht hier, sondern im Interstitium ab.

Im Stadium III sind aufgrund der Schädigung des Surfactant der Pneumozyten zusätzlich die Alveolen kollabiert (Abb. 7a und b) [7]. Es entsteht die sog. kongestive Atelektase [5]. Daneben zerreißen infolge von Überfüllung der Kapillaren die Wandendothelien, so daß zusätzliche zellige Bestandteile in das Interstitium gelangen. Dies führt zur peribronchialen und paravasalen Hämorrhagie [8]. Durch beides wird die Verschattung dichter, das Schleierartige schwindet mehr und mehr, es macht einer diffusen, dichten, homogenen Verschattung Platz.

Diese Phase ist nicht immer deutlich, da sie häufig schnell in das Stadium IV übergeht, das Stadium, in dem sich die Irreversibilität anbahnt und ausprägt (Abb. 8a und b). Es setzt im Mittel nach 7,5 Tagen ein [10]. Es folgt der Übergang zur Konsolidation, zur Fibrose.

Ist dieses Stadium eingetreten, gibt es kein Zurück. Aber man sollte als Röntgenologe vorsichtig sein; manche als Fibrose angesehene Verschattung ist nach wenigen Tagen zurückgebildet, war also keine. Auch der Kliniker hat seine Parameter, sei es die Verbrauchskoagulopathie oder der Thrombozytensturz, auch diese sind nicht mehr beweisend. Im Röntgenbild nimmt, wie beschrieben, die Dichte der Verschattung zu, die Wände der Alveolen sind eingerissen und die interstitielle Flüssigkeit ist in die Alveolen hineingeflossen. Im Interstitium befinden sich jetzt weniger Flüssigkeit als vielmehr zellige Bestandteile. Pleuraergüsse zeigen häufig die Notlage des Flüssigkeitstransportes über die Lymphbahnen an.

Nachdem in manchen Fällen das positive Airbronchogramm in ein schaumartiges Aufhellungsbild übergegangen ist, haben die stärkere Überdehnung und der Traktionseffekt, verursacht durch die beginnende Fibrose und die Überdruckbeatmung, möglicherweise zu einem Pneumothorax oder Pneumomediastinum oder in seltenen Fällen Pneumoperikard über die Pleura mediastinalis in der Nähe der großen Gefäße geführt.

Anhand von einigen Verläufen sollen die verschiedenen Stadien nun nochmals im Röntgenbild verdeutlicht werden:

Fall 1.

Im ersten Fall handelt es sich um einen Verlauf bei einer Barbituratintoxikation einer 40jährigen Patientin, die zusätzlich ein Coma diabeticum hatte, eine Aspirationspneumonie entwickelte und innerhalb weniger Tage verstarb (Abb. 9a bis c, Tabelle 2).

Die Abb. 9a zeigt das Stadium I der respiratorischen Insuffizienz mit dem inhomogenen, interstitiellen Ödem sowohl im azinösen Bereich als auch in den Peribronchialen und perivaskulären Strukturen.

Die Tabelle 2 zeigt die Beatmungsdaten. Am 10.2.78, dem Datum der Röntgenaufnahme (Abb. 9a), beträgt der PO_2 bei 40% Sauerstoff in der Beatmungsluft nur 53 Torr, der PCO_2 35 Torr.

Drei Tage später, am 13.2.78, ist es zu einem Stadium II bis III gekommen (Abb. 9b), d.h. die Homogenität der Verschattung beherrscht das Bild; immer noch finden sich fleckförmige Verdichtungen, aber jetzt sind auch streifige Verdichtungen bis in die Peripherie sehr deutlich. Zusätzlich besteht ein Pleuraerguß.

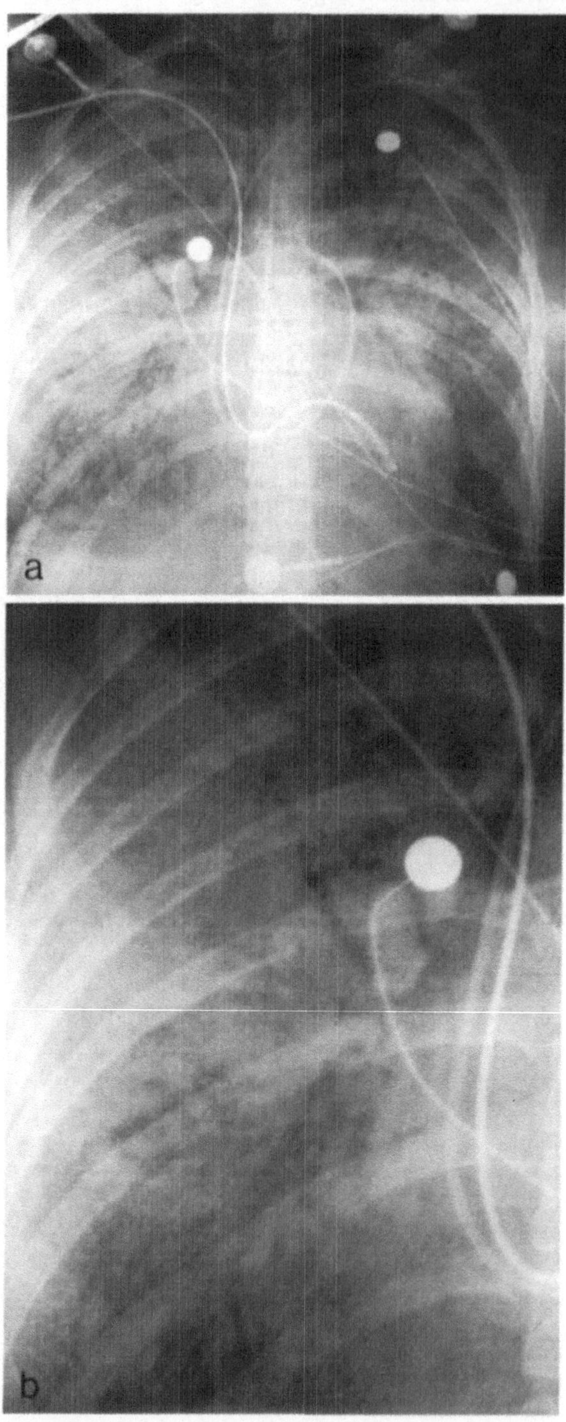

Abb. 8a, b. Stadium IV der akuten respiratorischen Insuffizienz mit Übergang in die Fibrose. Ausbildung eines Airbronchogramms und Pneumomediastinums

Tabelle 2. Klinische Diagnose: Barbiturat-Intoxikation. Coma diabeticum (entgleister Diabetes mellitus). Aspirationspneumonie. Pneumothorax und Pneumomediastinum, Hautemphysem

Rö. Thorax	10. 2. '78	11. 2. '78	13. 2. '78	13. 2. '78	14. 2. '78
Temperatur (°C)	37,3	38,0	37,2	37,4	37,0
PO_2 (Torr)	53	85,3	70,0	62	67
PCO_2 (Torr)	35	26	37	39,0	33
O_2 (%)	40	50	48	48	42
Flüss.-Bilanz (ml)	+ 2305	– 210	– 1615		– 435
Blutzucker (mg %)	937	233	185	599	670
pH-Wert	6,73	7,49	7,32	7,31	7,31

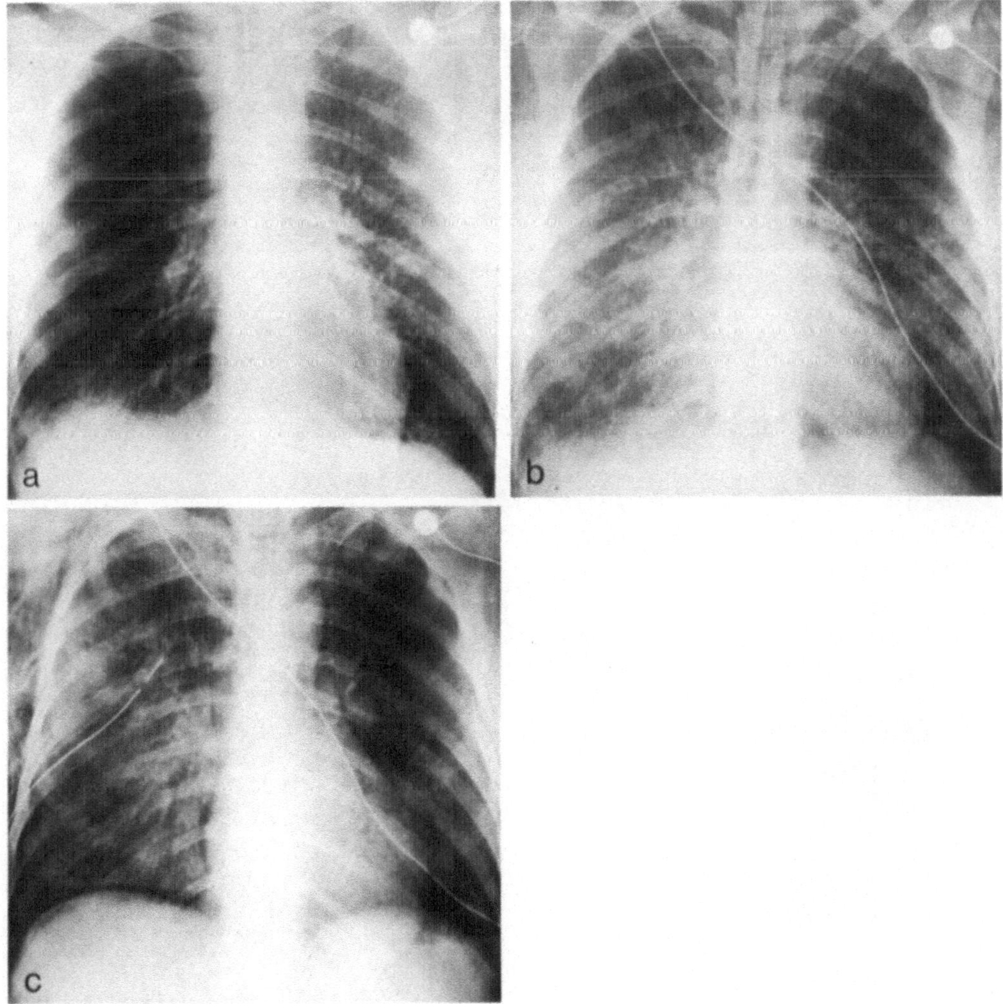

Abb. 9a – c. Verlauf einer Schocklunge im Röntgenbild unter Berücksichtigung der Beatmungsdaten (Fall 1) **a** 10.2.78, **b** 13.2.78, **c** 14.2.78

Es wird mit 48% Sauerstoff beatmet, dadurch ist der PO_2 auf 70 Torr angestiegen, nachdem er zwischenzeitlich am 11.2.78 bereits 85,3 Torr betrug.
Wiederum einen Tag später bei einem FiO_2 von 42%, einem PO_2 von 67 Torr und einem PCO_2 von 33 Torr finden sich ein Pneumomediastinum, ein Pneumothorax und ein ausgedehntes Hautemphysem (Abb. 9c). Die Verschattungen treten durch die viele Luft, welche sich in der Pleura angesammelt hat, naturgemäß zurück, sie sind aber nach wie vor in der rechten Lunge als ziemlich homogen und in der linken Lunge mehr fleckig-streifig zu erkennen. Zu diesem Zeitpunkt hat sich ein Stadium IV entwickelt, welches irreversibel war. Die Interstitialräume waren im pathologisch-anatomischen Präparat mit Fibrin ausgefüllt, es fand sich das Vollbild einer stiff lung.

Fall 2.
Gegensätzlich dazu stellt sich das Bild einer 34jährigen Patientin nach Sectio caesarea mit postpartaler EPH-Gestose, Eklampsie, Pneumonie und protrahierter Sepsis mit larvierter Peritonitis dar (Abb. 10):

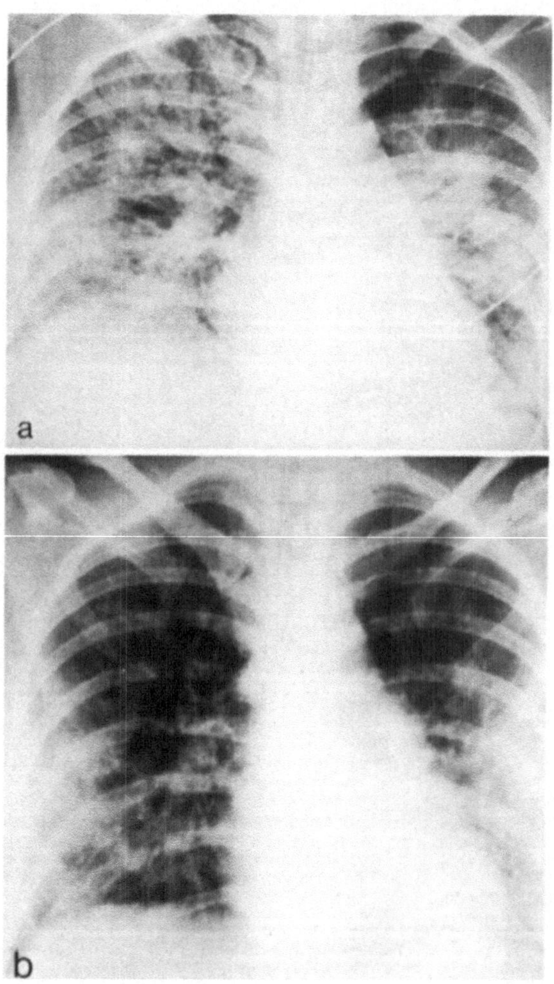

Abb. 10a, b. Teilweise Rückbildung einer Pseudofibrose bei einer Schocklunge bei Verlaufskontrolle (Fall 2) **a** 4.7.77, **b** 8.7.77

Die Abb. 10 a kann ebenfalls den Eindruck einer Fibrose aufkommen lassen. Bei genauem Hinsehen aber herrschen neben den durchaus streifigen Verdichtungen, vornehmlich in der Peripherie, doch die groben flächigen Verschattungen mehr zentral vor, betont noch in den Unterfeldern, was anzeigt, daß es sich nicht nur um eine Fibrose handeln kann, sondern, daß darüber hinaus alveoläre Flüssigkeitsansammlungen größeren Ausmaßes vorhanden sein müssen, welche jeweils mindestens einen Lobulus oder gar ein Subsegment einnehmen. Vier Tage später (Abb. 10b) sind die Verschattungen weitgehend geschwunden, es finden sich lediglich noch an der Peripherie flächige Verdichtungen, besonders links, die teilweise einem Pleuraerguß entsprechen, aber auch Restexsudationen, vorwiegend im Interstitium. Das Krankheitsbild konnte beherrscht werden, die Patientin verließ nach einem Monat die Klinik.

Fall 3.

Die Abb 11 zeigt das Röntgenbild einer 56jährigen Patientin, die nach einem hypovolämischen Schock bei einer Colitis membranosa im Verlauf ihrer Erkrankung eine pneumonische Affektion entwickelte, an der sie verstarb. Es fanden sich broncho-pneumonische Veränderungen neben den Zeichen einer Schockbeatmungslunge (Tabelle 3: Meßwerte).

Tabelle 3. Klinische Diagnose: Zustand nach Sectio caesarea mit postpartaler EPH-Gestose und Eklampsie, Pneumonie, protrahierte Sepsis mit larvierter Peritonitis

Rö. Thorax	17. 6. '77	18. 6. '77	29. 6. '77	4. 7. '77	8. 7. '77
Temperatur (°C)	38,5	38,5	39,0	39,5	38,0
PO_2 (Torr)	66	93	98	77	58
PCO_2 (Torr)	40	38	37	31	44
O_2 (%)	30	40	30	30	30
Flüss.-Bilanz (ml)	– 1375	+ 1550	+ 760	+ 565	– 1020

Die Pneumonie im Rahmen der akuten respiratorischen Insuffizienz der Schocklunge ist ein Markstein, denn sie zeigt an, daß keine Abwehr gegenüber obligaten Keimen mehr vorhanden ist. Sie tritt meist in Form einer Bronchopneumonie auf, d.h. sie befällt einen oder mehrere Lappen.

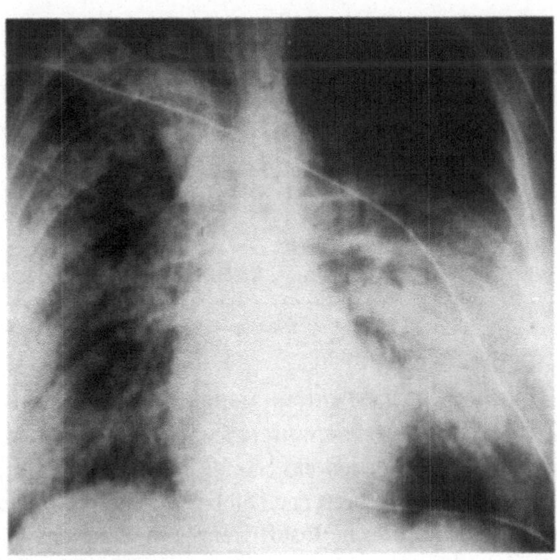

Abb. 11. Bronchopneumonische Veränderungen im Rahmen einer Schocklunge (Fall 3)

Tabelle 4. Klinische Diagnose: Colitis membranosa, → hypovolämischer Schock, Sepsis unklarer Genese, akutes Nierenversagen, Überinfusion, Dialyse, Bronchopneumonie, Pneumothorax bei PEEP

Rö. Thorax	29. 1. '78	2. 2. '78	3. 2. '78	5. 2. '78	17. 2. '78	20. 2. '78
Temperatur (°C)	38,7	37,2	37,8	37,9	37,5	38,2
PO_2 (Torr)	74	57	80	80,5	91	54
PCO_2 (Torr)	29	29	33	48,9	39	42
O_2 (%)	21	35	60	64	50	38
Flüss.-Bilanz (ml)	+ 1540	– 1135	+ 105	+ 1270	+ 1400	+ 1270
Kreatinin (mg %)	5,3	5,4	6,1	5,4	4,7	5,1
Harnstoff N (mg %)	62,8	63,0	130,0	97,0	74,2	88,8

Im Allgemeinen wird im Rahmen einer Schocklunge zu häufig von einer Lungenstauung gesprochen. Eine Lungenstauung weist aber ein anderes Bild als die Schocklunge auf. Verständlicherweise kann es allerdings im Rahmen einer Schocklunge infolge der Überbelastung des Herzens zu einer kardialen Insuffizienz und in diesem Rahmen auch zu einer *Stauung* oder zu einem Lungenödem kommen. Meistens tritt ein solches dann sehr plötzlich auf. Die Unterscheidung zwischen Lungenödem und Schocklunge z.B. im Stadium III ist jedoch schwierig.

Man darf aber davon ausgehen, daß das Lungenödem vorwiegend zentral ausgeprägt ist, d.h. perihilär und in der klassischen Form schmetterlingsflügelartig. Dies ist aber auch bei Schockpatienten wegen der sich überlagernden Verschattungen schwer zu differenzieren.

Nicht jede respiratorische Insuffizienz ist jedoch durch eine Schocklunge bewirkt, und nicht jede Lungenverschattung ist auf eine Schocklunge zurückzuführen, so daß *differentialdiagnostisch* auch andere Erkrankungen, die eine erhebliche Atemnot bewirken, abzugrenzen sind.

Zu nennen sind hier *Thoraxtraumen*, wobei vornehmlich folgende Veränderungen auf ein Trauma zurückzuführen sind (Tabelle 5): In etwa 40% kommt es zum Pneumothorax,

Tabelle 5

Bei Thoraxtraumen kommt es vornehmlich zu folgenden Veränderungen und Zuständen:	
Pneumothorax	40%
Rippenserienfrakturen	30%
Hämatothorax	20%
Zwerchfellrupturen	3%
Daneben zu: Hämatoperikard, Atelektase, intrapulmonales Hämatom, Lungenpseudozysten	

30% sind Rippenserienfrakturen, in 20% findet sich ein Hämatothorax und in 3% eine Zwerchfellruptur. Die weiteren Veränderungen sind seltener [3].

Die Abb. 12 zeigt ein Hämatopneumoperikard, ein ausgedehntes Hautemphysem sowie Rippenserienfrakturen nach einem Autounfall. Klinisch im Vordergrund stand eine ausgeprägte respiratorische Insuffizienz. Die Röntgensymptome bildeten sich bis auf einen Zwerchfellhochstand innerhalb von drei Wochen weitgehend zurück.

Ein wichtiges differentialdiagnostisches Gebiet zur Schocklunge ist die *Lungenembolie*.

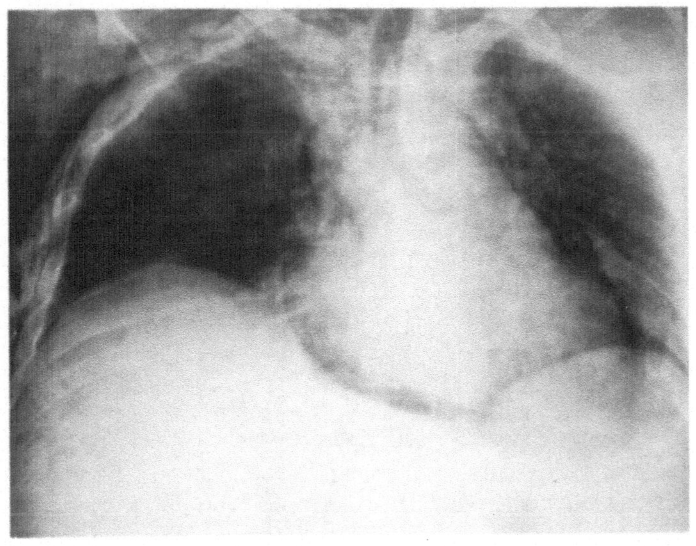

Abb. 12. Hämatopneumoperikard, Hautemphysem und Rippenserienfrakturen nach Autounfall

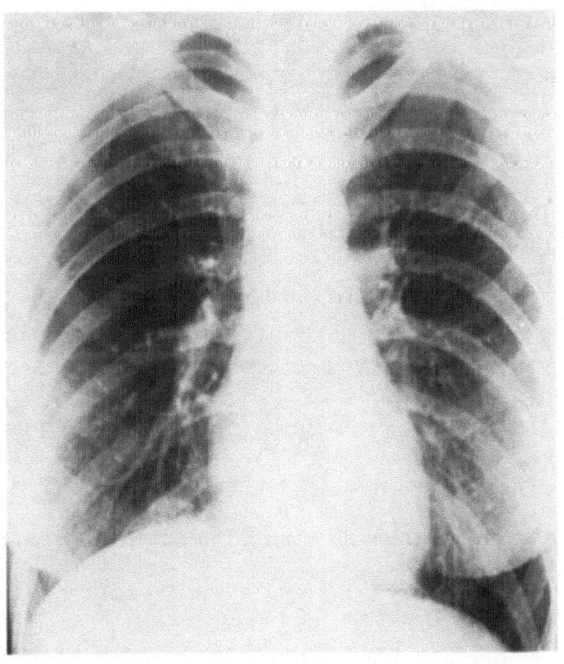

Abb. 13. Lungenembolie im rechten Oberlappen mit Hypovaskularisation und amputiertem Hilus

Die reine Lungenembolie bewirkt nur eine Ischämie und diese ist im Röntgenbild nur dann zu erkennen, wenn ein genügend großer Lungenbezirk betroffen ist. Als klassische Zeichen gelten die Hypovaskularisation, der amputierte Hilus und die Verbreiterung der übrigen Lungenarterien. Abb. 13 zeigt die beschriebenen Veränderungen im rechten Oberlappen.

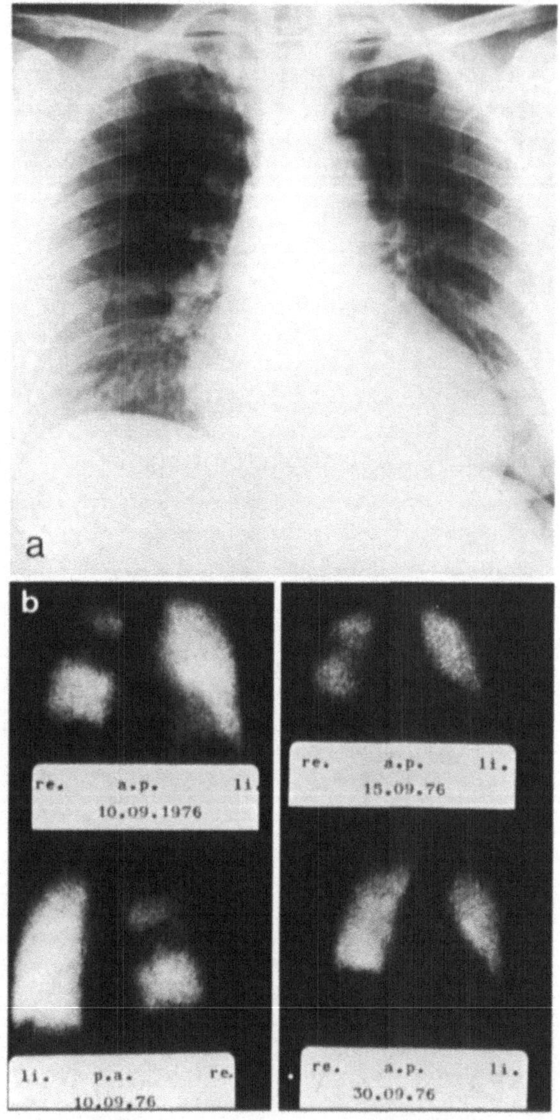

Abb. 14. Lungenembolie rechts. a Thoraxübersicht, b Perfusionsausfall bei der Kameraszintigraphie

Ein Zwerchfellhochstand, der ebenfalls erkennbar ist, wird bewirkt durch eine Schonhaltung. Pleurabeteiligungen sind bei einer reinen Lungenembolie nach Delbeque et al. [1] in 37% vorhanden (Tabelle 6). Nach unserer Erfahrung finden sie sich seltener, desgleichen auch die Lungenstauung und die Atelektase.

Tabelle 6 gibt die Häufigkeit des Lungeninfarktes mit 52,6% an. Andere Autoren fanden 10%, unsere eigenen Ergebnisse liegen dazwischen.

Die Schwierigkeit, eine Lungenembolie aus dem Röntgenbild mit Sicherheit abzulesen, ist bekannt. Die Nuklearmedizin leistet hier eine wertvolle Hilfestellung, indem die im em-

Tabelle 6. Prozentuale Verteilung röntgenologischer Kriterien bei Lungenembolie (nach [1])

52,6%	amputierter Hilus
58,7%	Zwerchfellhochstand
37,7%.	Pleurabeteiligung
21%	Lungenstauung
21%	Atelektase, lamellär
27,3%	vermehrte Lungendurchblutung
52,6%	Lungeninfarkt

bolischen Bereich ausgefallene Perfusion durch fehlende Nuklidanreicherung deutlich erkennbar wird (Abb. 14a und b).

Alles in allem ist das Röntgenbild bei der reinen Lungenembolie höchstens in 50% hinweisend, manche Autoren [9] sprechen sogar nur von 20%. Die Kameraszintigraphie mit umschriebenem Perfusionsausfall sichert bei einem normalen Röntgenbild und bei einem entsprechenden klinischen Verdacht praktisch die Diagnose [6].

Wie oben schon erwähnt, kommt es in 10 bis 50% zum *Infarkt* [1, 6]. Der infarzierte Lungenbezirk ist verschattet, die Insuffizienz der Kollateralbildung führte zur Atelektase (Abb. 15). Zusätzlich tritt Flussigkeit in das Interstitium und die Alveolen über. Die Verschattung hat aufgrund der Lokalisation des Infarktes eine Dreiecksform, welche breit der Thoraxwand anliegt. Das atelektatische Lungenvolumen ist vermindert, d.h. der Lappen hat konkave Konturen.

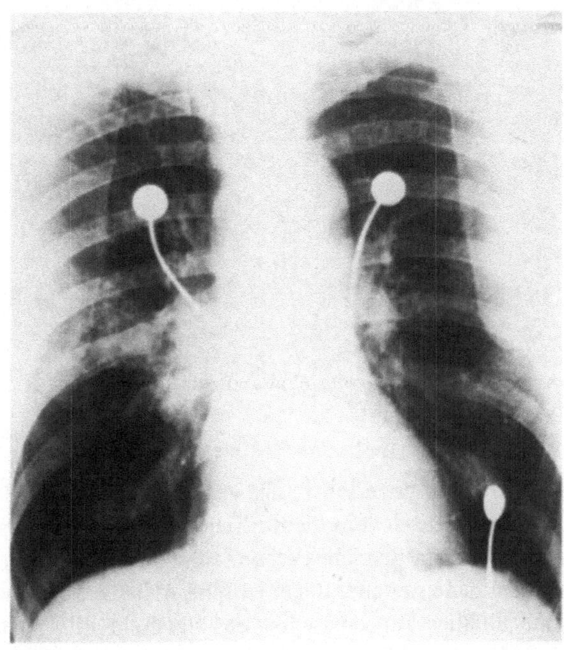

Abb. 15. Dreiecksförmiger, der Thoraxwand breit aufliegender Lungeninfarkt

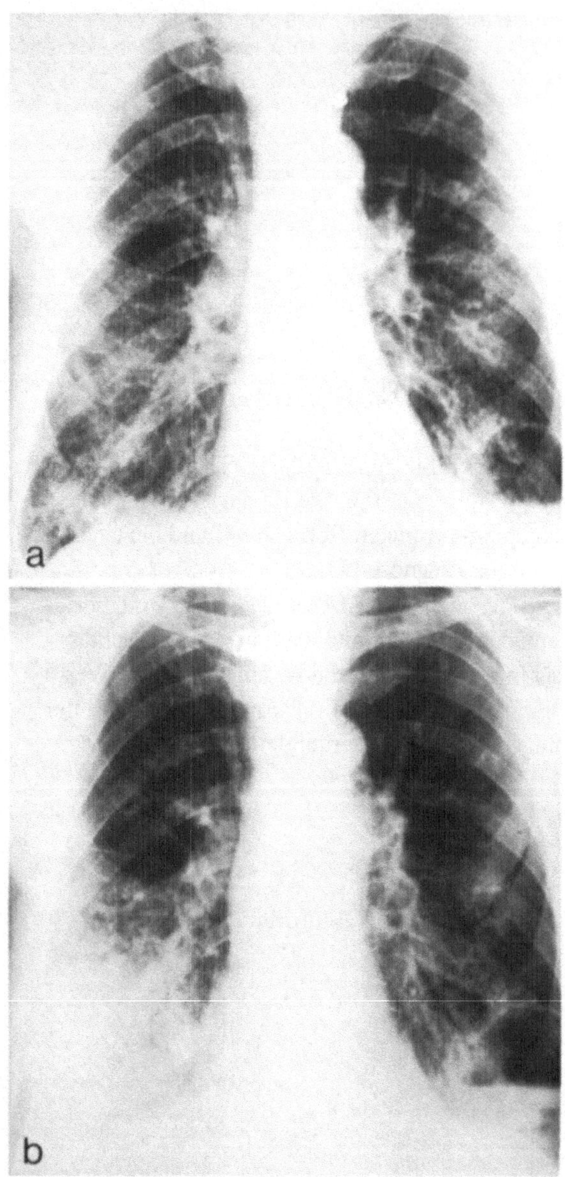

Abb. 16a, b. Verlauf einer Aspirationspneumonie (Fall 4)

In der infarzierten Lunge geht eine Infektion leicht an. Eine sog. Infarktpneumonie kann theoretisch vom nicht infizierten Infarkt unterschieden werden, da das Volumen des befallenen Bereiches größer ist, als es im rein infarzierten Zustand war. Dies festzustellen, bedeutet aber diagnostische Artistik, zumal wenn der häufige Pleuraerguß sowie eine allfällige Lungenstauung das klassische Bild relativieren.

Zum Abschluß die *Aspirationspneumonie.* Sie ist in den meisten Fällen der Tribut, den eine Bewußtlosigkeit – auch etwa durch eine Anästhesie bedingt – fordert.

Die Aspirationspneumonie ist in erster Linie eine Pneumonitis, durch chemische Substanzen ausgelöst; es kommt zur Destruktion der Kapillar- und Alveolarwände. Die Veränderungen begrenzen sich auf die zum Zeitpunkt der Aspiration am weitesten unten befindlichen Lungenpartien. Sie hat denselben patho-physiologischen Mechanismus, wie das acute distress syndrom, nämlich Flüssigkeits- und Zellaustritte in das Interstitium, deren Kettenreaktion aber ausbleibt, da das Agens movens nur lokal wirkt.

Fall 4.

Die chemische Pneumonitis ist im Röntgenbild eines 74jährigen Patienten mit einem Hypopharynxkarzinom und Trachealkanüle deutlich erkennbar (Abb. 16a). Es herrschen die peribronchialen streifigen Verdichtungen in beiden Unterlappen vor. Im linken Unterlappen ist es bereits zu einer Abszedierung in der Lunge gekommen. Einen Tag später hat sich die Verschattung deutlich geändert, im rechten Lungenunterlappen herrscht jetzt eine sehr dichte Verschattung vor, die anzeigt, daß sich eine bakterielle Pneumonie aufgepropft hat (Abb. 16b).

Zusammenfassend ist zu sagen, daß die aufregendste Aufgabe im Rahmen der akuten respiratorischen Insuffizienz für den Röntgenologen sicherlich das distress syndrom ist in seiner Einheitlichkeit trotz ursächlich vieler Verschiedenheiten. Hier muß der Radiologe den pathophysiologischen Mechanismus – wie jeder andere Beteiligte auch – kennen und ihn in das Röntgenverschattungsmuster umsetzen können. Die nicht weniger wichtige Aufgabe ist die Differentialdiagnose gegenüber primären Atemnotursachen wie Traumafolgen, Fettembolien, Thromboembolien.

Die Aufgabe des Radiologen ist es schließlich immer, mit dem Kliniker zusammenzuarbeiten, um ihm bei der Diagnostik, Therapieplanung und Kontrolle behilflich zu sein.

Literatur

1. Delbeque H, Bonte G, Warembourg H, Parsy D (1972) Die Standard-Röntgenuntersuchung bei der Diagnostik der Lungenembolien. Belge Radiol 55:435
2. Ferlinz R (1975) Die Behandlung der akuten respiratorischen Insuffizienz. Dtsch Med Wschr 100:57
3. Gremmel H, Löhr HH, Quäck J (1973) Akute Lungenveränderungen nach Trauma. Radiologe 13:176
4. Joffe N (1974) The Adult Respiratory Distress Syndrome. Am J Roentg 122:719
5. Joffe N (1970) Roentgenologic Findings in Post-Shock and Postoperative Pulmonary Insufficiency. Radiology 94:369
6. Lopez-Majano V (1973) Diagnosis of pulmonary embolism. Respiration 30:201
7. Mittermayer Ch: Pathologie der Schocklunge, Sonderband zum 81. Kongreß für Innere Medizin, S 437
8. Schulz V, Schnabel KH (1975) Die Schocklunge, pathogenetische Vorstellung und therapeutische Möglichkeiten. Internist 16:81
9. Teplick JG, Haskin ME (1976) Roentgenologic Diagnosis. Saunders, Philadelphia p 503
10. Thelen M, Rommelsheim K, Janson R, Biersack HJ, Birtel FJ, Straaten HG, Louven B (1976) Röntgenologische Lungenveränderungen bei progressiver pulmonaler Insuffizienz (sog. Schock-Lunge). Fortschr Röntgenstr Nuklearmed 124:110

Respirator-Therapie

P.M. Suter

Die Respirator-Therapie der akuten respiratorischen Insuffizienz hat während der letzten 25 Jahre eine beachtliche Entwicklung durchgemacht. Die Poliomyelitis-Epidemie, welche 1952/53 die skandinavischen Länder heimsuchte, hat die Umstellung von Tankrespiratoren auf die noch heute gebräuchliche intermittierende positive Druckbeatmung (IPPV) eingeleitet [14]. Die Messung der arteriellen Sauerstoffsättigung war damals die einzige klinisch anwendbare Methode zur Überwachung der Beatmung. Erst mit der Einführung der Blutgasanalyse 10 Jahre später wurde es möglich, die Auswirkungen verschiedener Beatmungsmuster auf den pulmonalen Gasaustausch zu untersuchen. Die Beeinflussung von Lungenmorphologie und -funktion durch die maschinelle Ventilation und hohe Sauerstoffkonzentrationen wurde erkannt [16] und später der Sauerstofftoxizität zugeordnet [13].

1. Aufgabe und Regulation der maschinellen Beatmung

Die Aufgabe der maschinellen Beatmung ist es, die Ventilation sicherzustellen, einen optimalen pulmonalen Gasaustausch zu erzielen, die Heilung von pathologischen Lungenveränderungen zu ermöglichen, einen Übergang zur Spontanatmung so früh wie möglich zu erlauben, und dem Lungenparenchym sowie anderen Organsystemen keinen Schaden zuzufügen [17].

Dieses Ziel ist bei primär lungengesunden Patienten, welche eine reine Ventilationsstörung haben, z.B. Rippenserienfrakturen mit paradoxer Atmung oder neuromuskuläre Erkrankungen, mit den heute zur Verfügung stehenden Mitteln und Techniken leicht zu erreichen. Bei Erkrankungen des Lungenparenchyms, welche eine akute respiratorische Insuffizienz verursachen, ist die Prognose bedeutend schlechter. Bei diesen Patienten ist es außerordentlich wichtig, daß eine individuelle Adaptation des Beatmungsmusters vorgenommen wird, um einen optimalen Gasaustausch und gute Heilungsaussichten zu gewährleisten.

In keinem Fall, auch nicht bei kurzzeitiger Beatmung oder bei leichten Fällen, ist es die Aufgabe des Respirators, das „physiologische" normale Atemmuster des Menschen nachzuahmen. Die inspiratorische Verteilung der Ventilation und die Auswirkungen auf andere Organsysteme, insbesondere auf den Kreislauf, sind grundverschieden von der Spontanatmung. Die maschinelle Beatmung soll deshalb mit *den* Variabeln durchgeführt werden, welche einen optimalen Gasaustausch ermöglichen, d.h. zum Beispiel mit einem deutlich größeren Atemzugvolumen als die normale Spontanatmung.

Das soll aber nicht heißen, daß dem Patienten nicht eine größtmögliche Autonomie und die Selbststeuerung der Atmung überlassen werden soll. Die assistiert/kontrollierte Beatmung sollte deshalb wenn möglich dem rein kontrollierten Modus vorgezogen werden. Eine Relaxierung und massive Analgetika-Gabe können so in den allermeisten Fällen vermieden werden. Eine Ausnahme bilden hier der Tetanus und gewisse schwere Verletzungen, insbesondere von Schädel und Thorax, in der Frühphase. In praktisch allen anderen Fällen genügt eine leichte Sedation, z.B. mit Diazepam oder kleinen Dosen von Morphium, um dem Patienten zu helfen, sich an den Respirator zu gewöhnen. Ein „Ankämpfen" des Patienten gegen die Maschine soll in erster Linie durch eine Adaptation des Triggermechanismus und des Beatmungsmusters behandelt werden, und erst in zweiter Linie werden Medikamente eingesetzt. Die Regulation der Ventilation wird viel besser durch das eigene Atemzentrum bewerkstelligt als durch noch so zahlreiche arterielle, transkutane und exspiratorische Gasanalysen, und seine Funktion sollte deshalb nicht gestört werden, soweit das möglich ist. Ein weiterer Schritt in Richtung der Beibehaltung von spontaner Atemaktivität wird durch die Applikation von intermittierender maschineller Ventilation (intermittent mandatory ventilation, IMV) erreicht.

Bei dieser ursprünglich zur Erleichterung des Überganges zur Spontanatmung empfohlenen Methode [6] atmet der Patient spontan aus einem Vorratsbeutel zwischen den vom Respirator, wenn möglich synchron, abgegebenen Atemzugsvolumina. Mit IMV kann in gewissen Fällen mit der „Entwöhnung" von der maschinellen Beatmung sehr früh begonnen werden, da bei Verwendung dieser Technik eine langsame, progressive Übernahme der Atemarbeit durch den Patienten möglich ist und die Überwachung während der Übergangsphase erleichtert wird. Es steht jedoch bis heute noch nicht fest, ob IMV diese Phase abkürzt oder nicht.

2. Auswirkungen des Beatmungsmusters auf den Gasaustausch

I. Inspirationsphase

Der Einfluß von Dauer, Flußform und anderen Charakteristiken der Inspirationsphase wurden am Lungenmodell, im Tierversuch und beim Menschen vielfach untersucht [11, 15]. Bisher ist jedoch nicht gezeigt worden, daß die Form der maschinellen Insufflation in der Klinik eine entscheidende Rolle spielt. Das ist wahrscheinlich auf die großen regionalen Unterschiede in Compliance, Resistance und Verteilung von Ventilation und Perfusion zurückzuführen. Die Beifügung einer end-inspiratorischen Pause verbessert einerseits den Totraumquotienten (V_D/V_T) und ermöglicht die Bestimmung der statischen Compliance, verbessert aber die arterielle Sauerstoffspannung in den meisten Fällen nicht [8, 20].

II. Exspirationsphase

Zu den größten therapeutischen Fortschritten in der Respiratortherapie gehört die Anwendung eines positiven Druckplateaus während der Exspiration (positive end-expiratory pressure, PEEP). Die Erkenntnis, daß eine der grundlegenden Störungen der akuten Lungeninsuffizienz in der Verschlußtendenz peripherer Atemwege und Alveolen besteht, und daß die funktionelle Residualkapazität erniedrigt ist [7, 17, 21], hat zu dieser Therapieform geführt und damit die Überlebenschancen dieser Patienten entscheidend verbessert. Je größer die Lungencompliance, je tiefer die funktionelle Residualkapazität, um so markanter ist die Verbesserung des Gasaustausches mit PEEP [7, 21]. Im jetzigen Moment bestehen verschiedene Methoden, die maschinelle Beatmung und den PEEP optimal einzustellen. Die einfachste Technik besteht darin, den PEEP soweit zu erhöhen, daß mit einer inspiratorischen Sauerstoffkonzentration unter 50 bis 60% eine genügende arterielle Sauerstoffspannung besteht. Eine zweite Methode verwendet die Compliance des respiratorischen Systems und den gemischt-venösen Sauerstoffpartialdruck, um den maximalen Sauerstofftransport zu den peripheren Organen zu schätzen [21]. Ziel dieser Methode ist es, den besten Sauerstofftransport (d.h. Herzzeitvolumen multipliziert mit arteriellem Sauerstoffgehalt) zu erreichen, da mit ansteigendem PEEP sich zwar die arterielle Sauerstoffspannung progressiv verbessert, das Herzzeitvolumen aber bei einem gewissen Druck abzusinken beginnt. Weitere Techniken verwenden Korrekturmethoden zur Therapie der Kreislaufwirkungen von PEEP, um hohe PEEP-Werte und einen verbesserten Gasaustausch zu erreichen [2, 18].

3. Auswirkungen der Respirator-Therapie auf Lungengewebe und andere Organsysteme

Die mechanische Beanspruchung der Lunge durch die maschinelle Beatmung scheint selbst bei Langzeittherapie keine nachteiligen Folgen zu haben. Ob hohe Sauerstoffkonzentrationen Schäden verursachen können, ist beim Menschen nicht endgültig geklärt. Die Beatmung führt aber häufig zu einer Wasserretention und zu einer Erhöhung des extravaskulären Wassers in der Lunge, wenn PEEP verwendet wird [5, 19].

Die Auswirkungen der künstlichen Beatmung auf den Kreislauf sind seit 30 Jahren bekannt [4]. Sie sind gekennzeichnet durch eine Drosselung des venösen Rückflusses in den Thorax, eine Verminderung der kardialen Füllungsdrucke und des Herzzeitvolumens. Diese Auswirkungen sind ausgeprägter, wenn PEEP verwendet wird, wobei kürzlich auch ein direkter Effekt von PEEP auf die Myocardfunktion beschrieben wurde [3]. In der Niere führt PEEP zu einer Umverteilung der intrarenalen Perfusion und einer erhöhten Salz- und Wasserretention [9]. Störungen der Leberfunktion und eine Beeinflussung des intrakraniellen Drukkes durch PEEP wurden ebenfalls beobachtet [1, 12].

Als Therapie dieser Nebenwirkungen der Respirator-Therapie können drei Maßnahmen empfohlen werden:

1. eine individuelle Adaptation des Beatmungsmusters entsprechend bester Compliance, venösem Sauerstoffpartialdruck, Herzzeitminutenvolumen und Sauerstofftransport [21];
2. eine therapeutische Expansion des zirkulierenden Blutvolumens [18];
3. eine Behandlung der kardiovaskulären und renalen Nebenwirkungen mit Dopamin [2, 10].

Literatur

1. Aidinis SJ, Lafferty J, Shapiro HM (1976) Intracranial responses to PEEP. Anesthesiology 45: 275–286
2. Benzer H, Haider W, Kundi M, et al (1977) Die Kombination von kontinuierlicher Überdruckbeatmung (PEEP) und Dopamin beim postkardiochirurgischen Patienten. Herz 2: 465–472
3. Cassidy SS, Robertson CH, Perice AK, et al (1978) Cardiovascular effects of positive end-expiratory pressure in dogs. J Appl Physiol 44:743–750
4. Cournand A, Motley HL, Werko I, et al. (1948) Physiological studies of the effects of intermittent positive pressure breathing on cardiac output in man. Am J Physiol 152:162–174
5. Demling RH, Staub RC, Edmunds LH (1975) Effect of end-expiratory airway pressure on accumulation of extravascular lung water. J Appl Physiol 38:907–912
6. Downs JB, Klein EF Jr, Desautels D, et al. (1973) Intermittent mandatory ventilation: a new approach to weaning patients from mechanical ventilators. Chest 64:331–334
7. Falke KJ, Pontoppidan H, Kumar A, et al. (1972) Ventilation with end-expiratory pressure in acute lung disease. J Clin Invest 51:2315–2323

8. Fuleihan SF, Wilson RS, Pontoppidan H (1976) Effect of mechanical ventilation with end-inspiratory pause on blood-gas exchange. Anesth Analg (Cleveland) 55:122–130
9. Hall SV, Johnson EE, Hedley-Whyte J (1974) Renal hemodynamics and function with continuous positive pressure ventilation in dogs. J Appl Physiol 41:452–461
10. Hemmer M, Suter PM: Treatment of cardiac and renal effects of PEEP with dopamine in patients with acute respiratory failure. Anesthesiology, in press
11. Jansson L, Johson B (1972) A theoretical study of flow patterns of ventilators. Scand J Resp Dis 53:237–246
12. Johnson EE, Hedley-Whyte J, Hall SV (1977) End-expiratory pressure ventilation and sulfobronophthalein sodium excretion in dogs. J Appl Physiol 43:714–720
13. Kapanci Y, Weibel ER, Kaplan HP, et al. (1969) Pathogenesis and reversibility of the pulmonary lesions of oxygen toxicity in monkeys. II. Ultrastructural and morphometric studies. Lab Invest 20:101–118
14. Lassen HCA (1953) Apreliminary report on the 1952 epidemic of poliomyelitis in Copenhagen with special reference to the treatment of acute respiratory insufficiency. Lancet 37–41
15. Lyager S (1968) Influence of flow pattern on the distribution of respiratory air during intermittent positive-pressure ventilation. Acta Anaestesiol Scand 12:191–211
16. Nash G, Blennerhassett JB, Pontoppidan H (1967) Pulmonary lesions associated with oxygen therapy and artificial ventilation. N Engl J Med 276:368–374
17. Pontoppidan H, Wilson RS, Rie MA, et al. (1977) Respiratory intensive care. Anesthesiology 47: 96–116
18. Qvist J, Pontoppidan H, Wilson R, et al. (1975) Hemodynamic response to mechanical ventilation with PEEP: The effect of hypervolemia. Anesthesiology 42:45–55
19. Sladen A, Laver MB, Pontoppidan H (1968) Pulmonary complications and water retention in prolonged mechanical ventilation. N Engl J Med 279:448–453
20. Suter PM, Brigljevic M, Hemmer M, et al. (1977) Effets de la pause en fin d'inspiration sur l'echange gazeux et l'hemodynami-que chez des patients en ventilation mecanique. Can Anaesth Soc J 24: 550–558
21. Suter PM, Fairley HB, Isenberg MD (1975) Optimum end-expiratory airway pressure in patients with acute pulmonary failure. N Engl J Med 292:284–289

Entwöhnung nach Respirator-Therapie

A. Beyer

Die Entwöhnung vom Respirator, die sogenannte „weaning"-Periode, ist die Phase, die der erfolgreichen Extubation vorausgeht. Die Fragen, die sich ergeben, lauten: Wie bestimmt man den Zeitpunkt, von dem an man einen Patienten vom Respirator entwöhnen kann? Welche objektiven Kriterien erleichtern die Entscheidung, den Patienten einer überflüssig langen oder zu kurzen – und dann gefährlichen – Beatmungszeit auszusetzen?

Eine Verschlechterung der Lungenfunktion in Bezug auf den Gasaustausch und vermehrte Atemarbeit stellen die Indikation zur Respiratortherapie dar (Abb. 1). Zwischen diesen Veränderungen besteht eine enge Beziehung, deren quantitative gegenseitige Abhängigkeit und Beeinflussung jedoch nur unvollständig bekannt ist.

Der Gasaustausch wird beeinflußt durch Veränderungen des Ventilations-Perfusionsverhältnisses und des Herzminutenvolumens. Faktoren, die die Atemarbeit beeinflussen, sind die Lungenmechanik – Compliance und Resistance – und das Atemminutenvolumen. Das Minutenvolumen wird bestimmt von der CO_2-Produktion, d.h. dem metabolischen Zustand des Patienten und der Effizienz der CO_2-Eliminierung, d.h. der Größe des Totraums. Die Beziehung von Compliance und Resistance zur Atemarbeit werden verdeutlicht durch die Formeln für die elastische Arbeit und die Arbeit, die zum Überwinden der Strömungswiderstände notwendig ist, die sog. Reibungsarbeit (Abb. 2).

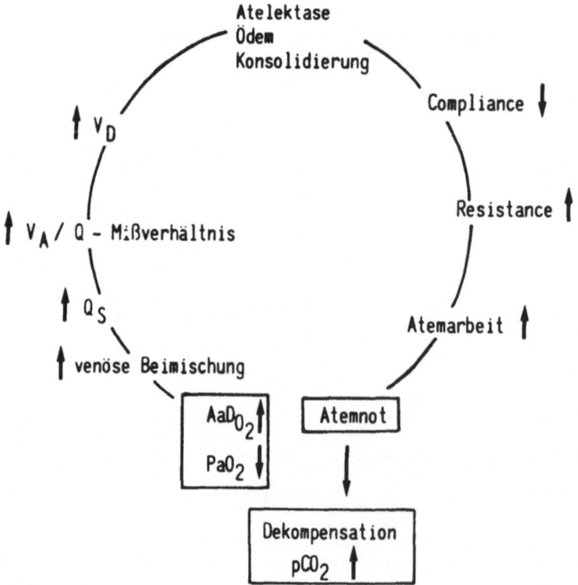

Abb. 1. Faktoren der Verschlechterung der Lungenfunktion und Lungenmechanik bei akuter respiratorischer Insuffizienz nach [3]

$$W_{EL} = \frac{1}{2} \cdot \frac{V_T^2}{C} \qquad W_R = 2R(V_T)^2 \cdot f$$

$$W_{Total}/min = (W_{EL} + W_R) \cdot f$$

Abb. 2. Formeln der Elastischen- und der sogenannten Reibungsarbeit. Die gesamte Atemarbeit pro Minute setzt sich zusammen aus der Summe von Elastischer- und Reibungsarbeit (nach [8]). W_{EL} = Elastische Arbeit, V_T = Zugvolumen, C = Compliance, W_R = Reibungsarbeit, R = Resistance, f = Atemfrequenz

Die Fähigkeit des Patienten, die vom Zustand der Lunge und der Stoffwechselsituation abhängende erforderliche Atemarbeit erbringen zu können, entscheidet letztendlich darüber, ob Spontanatmung aufrecht erhalten werden kann oder nicht. Daraus ergibt sich, daß sich die Kriterien zur Beurteilung der Spontanatmungsfähigkeit idealerweise in die Beurteilung des Gasaustausches und der Atemarbeit gliedern sollten. Wie Untersuchungen von Peters et al. [5] gezeigt haben, zeigt die Messung der Atemarbeit beim Vergleich mit Messungen der Compliance und Resistance die beste Korrelation zur Spontanatmungsfähigkeit bzw. zur Notwendigkeit von künstlicher Beatmung. Das Problem liegt jedoch darin, daß zwar die Beurteilung der Lunge als gasaustauschendes Organ relativ einfach ist, nicht jedoch die Messung der Atemarbeit, die erheblichen technischen Aufwand erfordert. Da nur selten eine computerunterstützte Anlage zur Messung dieser Größe zur Verfügung steht, muß die Praxis der Beurteilung anders aussehen. Hier müssen einfach meßbare Parameter der Lungenmechanik und -funktion zusammen mit der klinischen Beurteilung der Situation zu einer Entscheidung führen. Letztlich wird bei der Entwöhnung das „trial and error"-Verfahren, also das versuchsweise Vorgehen, sehr häufig sein bzw. sollte man gerade vor diesem Verfahren nicht zurückschrecken.

Welche Kriterien stehen zur Verfügung, um zu beurteilen, ob der Übergang zur Spontanatmung gewagt werden kann?

1. Kriterien für einen adäquaten Gasaustausch:

Die Kriterien, die aufgestellt wurden, sind durch klinische Studien empirisch ermittelt worden. Sie entsprechen den umgekehrt als Kriterien für die Intubation gefundenen Werten. Dabei zeigt sich eine bemerkenswerte Übereinstimmung, die für die Objektivität dieser Parameter spricht. Für einen adäquaten Sauerstoffaustausch werden folgende Parameter herangezogen:

1. $AaDO_2$ (F_IO_2 = 1,0) < 300 mm Hg
2. PaO_2 (F_IO_2 = 0,4) > 80 mm Hg
3. PaO_2 (F_IO_2 = 0,21) > 60 mm Hg
4. $\frac{AaDO_2}{PaO_2}$ < 2

Die $AaDO_2$ ist die alveolo-arterielle Sauerstoffpartialdruckdifferenz. Der *alveoläre* Partialdruck von O_2 wird nach folgender Formel ausgerechnet:

$$PAO_2 = (P_B - P_{H_2O}) \times F_IO_2 - \frac{PaCO_2}{RQ}$$

P_B = Barometerdruck
P_{H_2O} = Wasserdampfsättigung bei 37 °C (47 mm Hg)
F_IO_2 = Fraktion des inspiratorischen Sauerstoffs
$PaCO_2$ = arterielle CO_2-Spannung
RQ = respiratorischer Quotient.

Die Formel gilt unter der Voraussetzung, daß der alveoläre PCO_2 dem arteriellen PCO_2 gleichgesetzt wird. Ist der RQ nicht bekannt, wird er mit 0,8 angenommen. Die $AaDO_2$ erhält man nach Berechnung des PAO_2 und Substraktion des arteriellen PO_2. Bei Atmung mit 100% Sauerstoff wird die $AaDO_2$ nur von der Größe des Rechts-Links-Shunts und der gemischtvenösen Sättigung beeinflußt. Bei Extubationsbereitschaft sollte dieser Wert weniger als 300 mm Hg betragen. Der arterielle PO_2 sollte bei einer F_IO_2 von 0,4 über 80 mm Hg, bei Luftbeatmung über 60 mm Hg liegen.

Von Siegel [7] wurde der Begriff der „oxygen exchange ratio" eingeführt. Das ist die $AaDO_2$ dividiert durch den arteriellen PO_2. Bei Sauerstoffkonzentrationen in der Inspirationsluft unter 100% beinhaltet diese „oxygen exchange ratio" die Summe aller Faktoren, die den Gasaustausch beeinflussen: Unterschiede in der alveolären Ventilation, V_a/Q-Mißverhältnisse und Diffusionsstörungen. Diese Bestimmung hat den Vorzug, daß man den Patienten nicht mit 100% Sauerstoff beatmen muß, da dies die Gefahr von Absorptionsatelektasen beinhaltet.

2. Kriterien für eine adäquate Ventilation:

1. $PaCO_2$ konstant nach 30 min Spontanatmung
2. pH konstant nach 30 min Spontanatmung
3. $V_D/V_T < 0{,}6$

Liegt eine metabolische Alkalose vor, muß eine kompensatorische PCO_2-Erhöhung berücksichtigt werden. Wie bereits erwähnt, wird das Minutenvolumen durch den stoffwechselbedingten Anfall an CO_2 und die Effektivität seiner Eliminierung determiniert. Fieber und exzessive Unruhe erschweren daher das Abtrainieren. Ein Totraumanteil von über 60% des Zugvolumens erlaubt nur in seltenen Fällen ein Abtrainieren vom Respirator. Bei Schwierigkeiten mit der Entwöhnung sollte daher das V_D/V_T-Verhältnis bestimmt werden.

Hierzu wird die CO_2-Konzentration im ausgeatmeten Volumen gemessen, auf den entsprechenden Partialdruck umgerechnet, und das Verhältnis nach der Enghoff-Modifikation der Bohr'schen-Gleichung berechnet.

$$V_D/V_T = \frac{PaCO_2 - PECO_2}{PaCO_2}$$

Die mittlere expiratorische Kohlensäurespannung berechnet sich nach folgender Formel:

$$PECO_2 = \frac{P_{BAR} - P_{H_2O}}{100} \times F_ECO_2$$

P_{BAR} = Barometerstand; P_{H_2O} = 21 mm Hg (Wasserdampfdruck bei 22 °C)
F_ECO_2 = mittlere exspiratorische CO_2-Konzentration

3. Kriterien für eine adäquate Lungenmechanik:

Die letzte Gruppe von Kriterien prüft die Lungenmechanik und gibt indirekt Hinweise auf die Fähigkeit, des Patienten die erforderliche Atemarbeit aufbringen zu können.

1. Vitalkapazität $>$ 10 ml/kg KG
2. Inspirationssog $>$ 30 cm H_2O
3. Minutenvolumen $<$ 10 l/min
4. maximale willkürliche Ventilation $\geqslant$ doppeltes Minutenvolumen
5. Frequenz $<$ 35/min

Die Vitalkapazität wird am Bett mit einem handlichen Spirometer gemessen (Wright-Spirometer). Um eine Einatmung durch das Gerät hindurch zu vermeiden, wird ein Nichtrückatemventil vorgeschaltet, durch das der Patient Luft inspiriert, so daß nur die Exspirationsluft durch das Spirometer gelangt. Auf diese Weise vermeidet man eine Kontamination der Inspirationsluft, da das Spirometer nicht nach jedem Gebrauch sterilisiert werden kann.

Die Vitalkapazität ist einer der aussagekräftigsten Parameter, der am Bett gemessen werden kann. Bei Spontanatmungsbereitschaft sollte der Wert mindestens 10 ml/kg KG betragen.

Der Inspirationssog wird mit einem Anaeroid-Manometer gemessen, das einen Schleppzeiger besitzt, um das Ablesen zu erleichtern. Das Manometer wird auf den Tubus aufgesetzt und das Loch im Zwischenstück während der Inspiration verschlossen. Der Inspirationssog sollte vor Extubation Werte über 30 cm H_2O betragen. Browne et al. [1] fanden in einer Studie, daß nur Vitalkapazität und Inspirationssog mit der Fähigkeit zur dauernden Spontanatmung korrelieren. In ihren Untersuchungen änderten sich $AaDO_2$, V_D/V_T-Verhältnis und effektive Compliance mit zunehmender Spontanatmungsbereitschaft nicht.

Sahn und Lakshminarayan [6] stellten zwei weitere „bedside" Kriterien auf: Ein Minutenvolumen unter 10 l/min und die Fähigkeit, dieses Volumen während einer maximalen willkürlichen Ventilation auf mindestens das Doppelte zu steigern. Für diese Messung wird das Atemminutenvolumen in Ruhe über 60 s und die maximale willkürliche Ventilation über 15 s bestimmt. Letztere ist allerdings nur bei guter Kooperation des Patienten aussagekräftig. Nicht zuletzt ist die Atemfrequenz ein exzellenter und einfach zu messender Parameter. In den meisten Fällen werden Patienten mit einer Frequenz über 35/min eine Spontanatmung nicht lange aufrecht erhalten können.

Die Bestimmung der genannten Kriterien soll dazu dienen, den Übergang von maschinell unterstützter Atmung zur Spontanatmung zu finden. Dies ist die eigentliche Phase des sogenannten „weaning". Erfüllt ein Patient alle Parameter, kann er in der Regel extubiert werden. In den meisten Fällen geht dieser Periode jedoch eine Phase voraus, in der der Patient die genannten Kriterien noch nicht erfüllt, der Beatmungsmodus jedoch schon im Hinblick auf die Entwöhnung modifiziert werden kann. Bezüglich des Beatmungsmodus in dieser Phase kennen wir inzwischen nicht mehr nur die assistierende Beatmung sondern auch weitere Formen der Atemhilfe, die sogenannte IMV- und CPAP-Beatmung.

Der Begriff CPAP (continous positive airway pressure) hat sich für Spontanatmung bei positivem Atemwegsdruck eingebürgert, was sinngemäß einer Spontanatmung mit positivem endexspiratorischem Druck (PEEP) gleich kommt. Hier unterscheiden wir noch CPAP-Einrichtungen mit der Besonderheit des unter Druck stehenden Inspirationsreservoirs, so daß der Druck im System auch bei Inspiration nicht auf Null abfällt und der Patient eine Inspirationshilfe erhält. Dieses Prinzip verfolgt die Baseler Arbeitsgruppe mit dem sogenannten Baseler PEEP-weaner [2]. CPAP-Atmung erscheint besonders geeignet für Patienten, deren atemmechanische Parameter bereits den vorhin genannten Kriterien entsprechen, die jedoch ohne PEEP eine nicht tolerable Erhöhung der $AaDO_2$ zeigen. Dieses Konzept stellt dabei nicht nur eine neue Methode bei der Vorbereitung zur Entwöhnung, sondern auch eine neue Beatmungsmethode dar. Das gleiche gilt auch für die IMV-Beatmung. Ursprünglich erdacht als Übergang zur Entwöhnung, hat sie sich inzwischen als eigenständige Beatmungsform etabliert. „Intermitten to mandandory ventilation" heißt wörtlich übersetzt: Intermittierend aufgezwungene Beatmung. Bei dieser Beatmungsform atmet der Patient mit oder ohne PEEP spontan am Beatmungsgerät und es wird zusätzlich ein festgesetztes Volumen pro Minute von der Maschine appliziert. Die Größe dieses Volumens wird so eingestellt, daß Normoventilation und keine PCO_2-Erhöhung erfolgt. Die Atemwegsdruckkurve ist damit eine Kombination von Spontanatmung und intermittierender Überdruckbeatmung (s. Abb. 3). Bei ungenügender Spontanatmung übernimmt das Beatmungsgerät einen wesentlichen Teil des Atemminutenvolumens zur Aufrechterhaltung eines normalen PCO_2, ohne daß der Patient voll beatmet werden muß. Damit wird ihm Gelegenheit gegeben, die Spontanatmung aufrecht zu halten, bzw. bei der Vorbereitung zur Entwöhnung allmählich zu übernehmen. Im Zuge der Verbesserung der Spontanatmung wird die Maschinenbeatmung reduziert, bis der Patient die Atemarbeit allein aufbringen kann. Bei assistierender Beatmung wird die Hauptarbeit vom Respirator geleistet, da das Triggern der Maschine nur eine minimale Anstrengung erfordert. Der Übergang zu Spontanatmung bedeutet damit Übernahme der gesamten Atemarbeit.

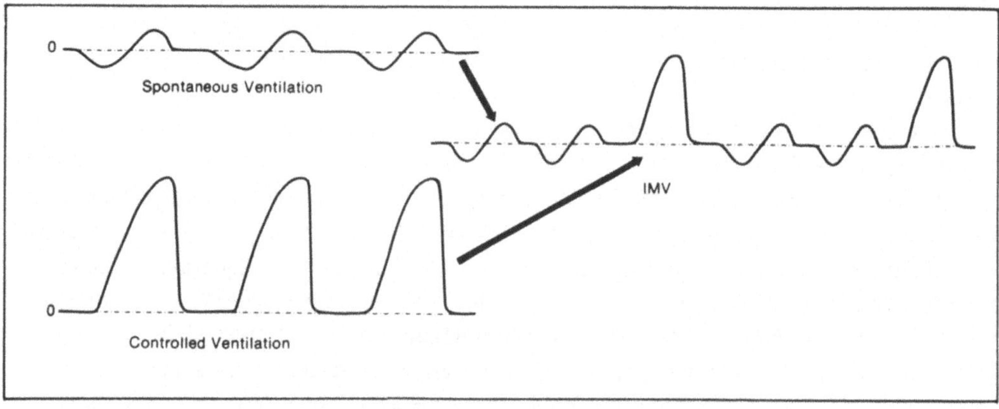

Abb. 3. Atemwegsdruckkurven bei Spontanatmung, kontrollierter Beatmung und IMV-Beatmung (Mit Genehmigung nach [4])

Das IMV-Konzept ermöglicht, daß Spontanatmung bei Patienten zugelassen werden kann, die die eingangs erwähnten Kriterien noch nicht erfüllen. Den zweiten Vorteil der Methode sehen wir in einer erheblichen Einsparung an Sedierung, da diese Beatmungsform von den Patienten ausgezeichnet toleriert wird.

Neben der Bestimmung der physiologischen Parameter und Schilderung von neueren „weaning"-Techniken sind abschließend noch kurz die Grundvoraussetzungen zu erwähnen, die bei dem Gedanken an das Abtrainieren vom Respirator erfüllt sein müssen. Dies sind in erster Linie eine stabile Herz-Kreislaufsituation und eine korrekte Flüssigkeitsbilanz. Arrythmien müssen medikamentös unter Kontrolle sein und das Herz muß in der Lage sein, Veränderungen der Füllungsdrucke beim Übergang auf Spontanatmung zu kompensieren. Die Richtung dieser Veränderungen selbst ist ein Prädikator für die Fähigkeit zur Spontanatmung bei Patienten mit Herzinsuffizienz. So fanden Wolff und Grädel [9] bei Patienten nach Herzklappenersatz einen Abfall des HZV, verbunden mit einem Anstieg der Rechts- und Linksvorhofdrucke bei zu frühen Spontanatmungsversuchen. Erst nach Rekompensation war das Abtrainieren erfolgreich. Volumenüberladung ist ein häufiger Grund für wiederholte frustrane Abtrainierungsversuche. Nach Wiederbelebung wegen Schock oder Beatmung mit PEEP weisen Patienten oft ein hohes Plasmavolumen auf. Dieses ist temporär therapeutisch notwendig, jedoch ebenso essentiell ist es, das „Zuviel“ wieder zu entfernen, wenn die Situation es nicht mehr erfordert. Fieber und motorische Unruhe erhöhen den Stoffwechsel und damit den Anfall an CO_2 und erschweren das Abtrainieren. Zu bedenken ist auch, daß der Patient nicht nur die Atmung in Ruhe aufrechterhalten muß, sondern eine Reserve für effektives Abhusten braucht, um Atelektasen und Reinfektionen zu verhindern. Ein Problem, das gelegentlich auftritt, ist die Diskoordination von thorakalen und abdominalen Muskeln bei der Atmung nach längerer Respiratortherapie. Schließlich ist die Motivation des Patienten ein nicht zu vernachlässigender Faktor beim Abtrainieren. Möglichst frühzeitiges Mobilisieren ist anzustreben, da es den Patienten trainiert und ihm das Gefühl gibt, daß es aufwärts geht.

Zusammenfassend läßt sich sagen: Wir definieren Entwöhnung als den Übergang von maschinell unterstützter Atmung auf Spontanatmung über ein T-Stück. Für diesen Schritt bestehen physiologische Kriterien für eine adäquate Lungenfunktion und Lungenmechanik. Dieser Phase geht in den meisten Fällen eine Periode voraus, die als Vorbereitung zur Entwöhnung definiert wird. Hier stehen uns inzwischen außer assistierter Beatmung CPAP- und IMV-Beatmung als Atemhilfen zur Verfügung.

Literatur

1. Browne AGR, Pontoppidan H, Chiang H (1972) Physiological criteria for weaning patients from prolonged artifical ventilation. Abstracts of Scientific Papers, Annual Meeting of the American Society of Anesthesiologists, Boston, p 69
2. Dittmann M, Lehmann K, Pochon JP, Wolff G (1977) Neue Technik der Spontanatmung mit positiv endexspiratorischem Druck (PEEP) beim Erwachsenen. Intensivmed 14:101
3. Gilston A (1976) Facial signs of respiratory distress after cardiac surgery. Anaesthesia 31:385
4. Klein EF (1975) Weaning from mechanical breathing with intermittent mandatory ventilation. Arch Surg 110:345
5. Peters RM, Hilbermann M, Hogan JS, Crawford DA (1972) Objective indications for respirator therapy in post-trauma and post-operative patients. Am J Surg 124:262
6. Sahn SA, Lakshminarayan S (1973) Bedside criteria for discontinuation of mechanical ventilation. Chest 63:1002
7. Siegel JH (1976) Acute pulmonary insufficiency and the adult respiratory distress syndrome. In: (eds) Berk JL, Sampliner JE, Artz JS, Vinocur B, Handbook of Critical Care. Little, Brown and Company, Boston, p 35
8. Wilson RS (1976) Monitoring the lung. Mechanics and Volume. Anesthesiology 45:135
9. Wolff G, Grädel E (1975) Haemodynamic performance and weaning from mechanical ventilation following open-heart surgery. Europ J Intens Care Med 1:99

Hemodynamic Adjustments in Acute Respiratory Failure: The Role of the Right Ventricle

M.B. Laver, G.M. Pohost and H.W. Strauss

The hemodynamic responce to the pulmonary vascular changes caused by acute respiratory failure and the associated need for mechanical ventilation continues to puzzle the clinician and challenge the investigator. A major handicap, yet to be resolved, is the availability of an appropriate model in the experimental animal which can be assumed to resemble the patient acutely affected by the disease. Several studies have been published recently on the effects of mechanical ventilation with positive end-expiratory pressure on cardiovascular performance in animals with normal and an acutely altered pulmonary vasculature [26, 29, 32, 33, 38, 39, 40]. Relevance of these data to the clinical situation is limited by the fact that the endpoint of therapy in the human includes not only improved gas exchange, but also renal performance. In other words, treatment demands that we combine the necessary airway pressures and ventilatory patterns with a variety of measures intended to maintain a sufficient blood flow consistent with an adequate urine output. This implies blood volume replacement, pharmacological support of myocardial performance, and enhancement of renal cortical blood flow. Thus, the end points used clinically and in the experiment differ. Clinically, we make every effort to sustain blood flow to vital organs; generally, the end point is the quality of renal function. In the animal experiment, we impose a step change in airway pressure or pulmonary vascular integrity and measure hemodynamic performance with or without addition of intravascular volume therapy. Although the final observations are related, neither duration nor magnitude of the hemodynamic support required clinically, resemble the conditions imposed in the experimental animal. A further complication is introduced by the need and effects of general anesthesia utilized in acute animal experiments. In the final analysis, observations made at the bedside still appear as the most useful. Nevertheless, whether in the human or other animals, the magnitude of airway pressures applied and the ventilatory pattern utilized requires definition for meaningful interpretation of the data. For example, controlled mechanical ventilation with positive end-expiratory pressure (CMV with PEEP) is not identical with spontaneous ventilation (SV) to wich PEEP has been added. In CMV with PEEP, the maximal increase in pleural pressure is achieved during inspiration; during SV with PEEP, the highest pleural pressure is generated during expiration. Depending on the pattern used, phasic blood flow into and out of the thorax is markedly different in each, and the corresponding hemodynamic adjustment will vary independent of applied PEEP. Finally, the cardiovascular changes will be modified by the nature of underlying chronic heart disease, present at the time when mechanical ventilation is used. In fact, it was the latter phenomenon that drew our attention initially to the potential role of right ventricular (RV) performance in the patient with acute respiratory failure. These studies were performed to assess the response of patients with and without pulmonary hypertension to mechanical ventilation with PEEP following open-heart surgery for acquired heart valve disease [45]. We noted at that time that addition of PEEP to CMV was associated with a minimal reduction in stroke volume in patients with chronic pulmonary hypertension and RV hypertrophy (i.e., mitral stenosis) as compared with patients whose PA pressure was normal (i.e., aortic valve disease). Since these patients were not in acute respiratory failure, we assumed that the difference was attributable either to a lesser change in transmural RV end-diastolic pressure due to the higher control pressures in mitral valve disease or a greater adaptability of the RV to the applied pressure when chronic pulmonary vascular disease was present.

An answer to this question did not become available until recently. It coincided with the development of techniques in nuclear medicine [46] which make possible the evaluation of changes in heart volume at the bedside. The method requires the intravenous injection of a radionucleide such as technetium-99 with continuous monitoring of radioactivity, utilizing the gamma camera and positioned either anteriorly or slightly laterally over the chest wall. Proper imaging of cardiac contraction and evaluation of right- and left-ventricular chamber size during systole and diastole, requires collection of radioactivity for several minutes. The information obtained has clearly challenged our ideas on the source of hemodynamic problems seen to follow an acute and diffuse change in pulmonary vascular integrity. In brief, these data suggest that the common measures utilized to support cardiovascular function (i.e., administration of intravascular component therapy) in the presence of acute pulmonary hypertension, often result in marked RV enlargement, which, if sufficient to reach the diastolic limits set by the pericardium, will alter LV diastolic compliance enough to suggest left ventricular failure when gauged by pulmonary capillary wedge pressure measurements.

In order to place these events in perspective, we will consider 1. the RV adjustment to an acute requirement for an increased stroke volume, such as with exercise in the presence of a normal pulmonary vasculature, 2. examine how these changes are modified by acute respiratory failure with pulmonary hypertension, follow with 3. a review of potential influences of neurohumoral stimuli on pulmonary vascular tone, and conclude with 4. speculations on the possible direct effect of altered RV geometry on LV performance.

1. Exercise

Bodily exercise requires an increase in stroke volume and heart rate for the needs of an elevated oxygen consumption. Although the role of the LV in such adaptation is moderately well known, we have precious little information on the adjustments imposed by physical training on the right ventricle. This much is certain: 1. the pulmonary circulation is extraordinarily capacious and resistance to flow changes little if at all during exercise despite a remarkable increase in cardiac output; 2. in the trained athlete, the increase in stroke volume (SV) and lesser augmentation of heart rate when compared with the non-trained individual. These two points lead us to conclude 1. that the magnitude of the effort-induced increase in SV, achieved by world class athletes, must be associated with a substantial increase in RV end-diastolic volume, 2. that such improved RV function requires and increased RV muscle mass, and 3. that persistence of a low pulmonary vascular impedance is a crucial prerequisite for such performance.

Studies of the central circulation have shown that a 4- to 5-fold increase in blood flow during exercise is accompanied by a 2-fold increase in mean pulmonary artery pressure (Fig. 1) so that the relationship between blood flow ($\dot{Q}$) and mean pulmonary artery pressure ($\overline{PAP}$) can be expressed by the following regression, a simplification of the original one published by Ekelund et al [11]:

$$\overline{PAP} = 10 + 0.6\,\dot{Q}.$$

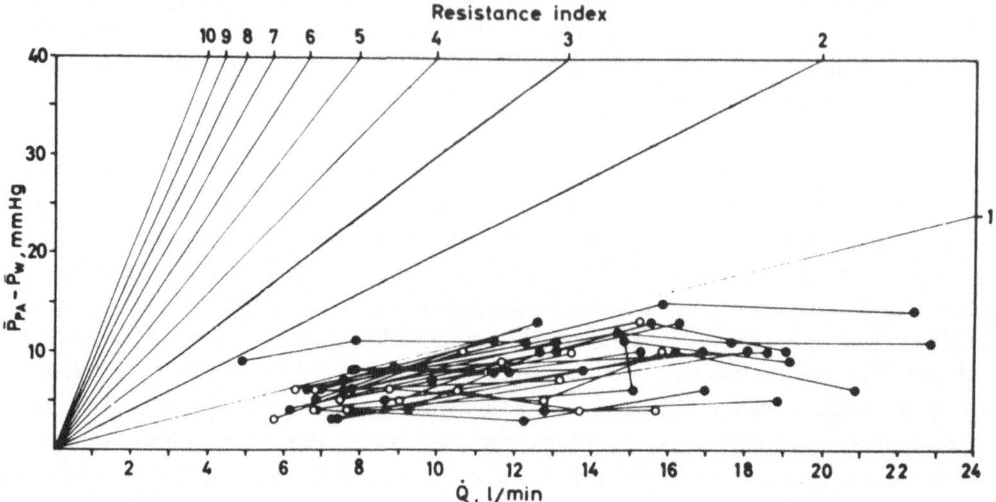

Fig. 1. The gradient of mean pulmonary artery ($\bar{P}_{PA}$) to mean pulmonary capillary wedge ($\bar{P}_W$) pressure was determined at rest and during exercise in a group of trained athletes. Cardiac output ($\dot{Q}$) rose to values as high as 20 to 23 l/min while the calculated resistance index (pressure gradient divided by flow) remained constant. The lines for constant resistance at different values of $\dot{Q}$ and ($\bar{P}_{PA} - \bar{P}_W$) are included. (Reproduced with permission from [11])

According to Fig. 1, the maximal increase in cardiac output (e.g., 25 l/min) at a heart rate of 150 beats per minute requires a stroke volume of 167 ml. If we assume an ejection fraction of 0.9 (i.e., the ratio of stroke- to end-diastolic volume), then the corresponding diastolic volume of 185 ml is roughly twice that of the normal, resting, non-trained adult. In dynamic terms, such a sizeable increase in RV stroke volume can be achieved by any one or a combination of the following: 1. a decrease in impedance to ejection with enhanced emptying during systole, or, a reduction in RV end-systolic size (RVESV), 2. an increase in myocardial contractility, and 3. an increase in RV end-diastolic volume (RVEDV). As indicated earlier, pulmonary artery diastolic pressure and impedance to RV ejection are low in the normal lung, and the likelihood for improved RV systolic emptying secondary to a further reduction in impedance appears remote. Undoubtedly, sympathetic stimulation does enhance myocardial contractility but the presence of a normal RV muscle mass makes such sustained performance unlikely. Recent data obtained by non-invasive methods, demonstrate that physical training does increase both RV muscle mass and RVEDV at rest, a mandatory combination if the optimal increase in stroke volume during periods of elevated oxygen consumption is to be achieved. Roeske et al. [34] have shown by means of echocardiography, that RV end-diastolic diameter is markedly increased above normal in professional basketball players, while Allen et al. [2] have demonstrated that RV muscle mass is increased in childhood championship swimmers. Although validity of the data obtained in children has been challenged [42], understanding of the basic physiology leads to the inevitable conclusion that athletic performance cannot occur without an appropriate hypertrophy of RV muscle. Anyway, we need not wonder why interest in the physiology of exercise has focused on the left rather than the right ventricle. First, the low impedance characteristics of the normal pulmonary vasculature have given us reason to take for granted

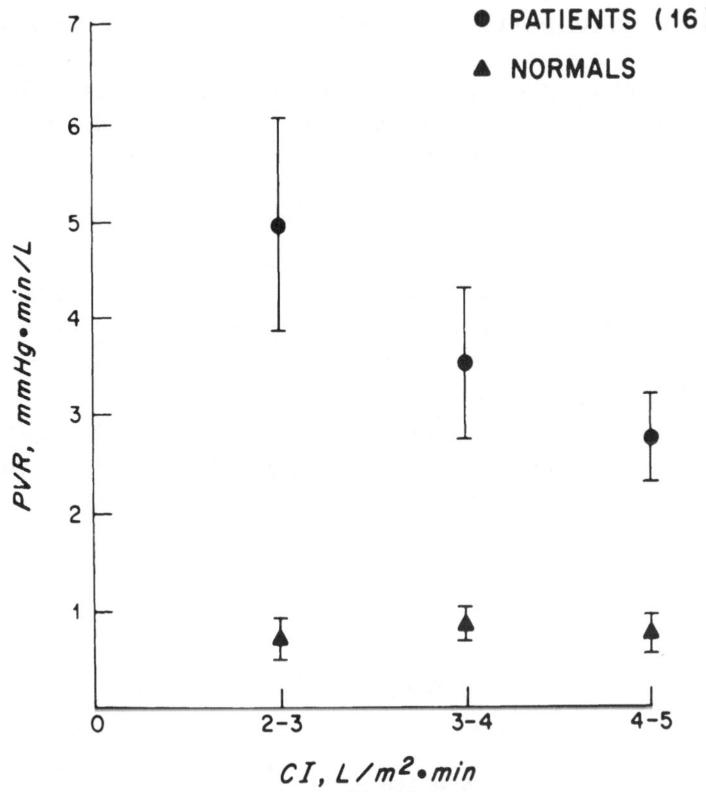

Fig. 2. The relationship between calculated pulmonary vascular resistance and blood flow in 16 patients with severe, acute respiratory failure, compared with data recorded in the literature for normal adults. A fivefold increase in resistance above normal was noted when blood flow was low. (Reproduced with permission from [48])

the conduit function of the RV, which does not appear lost even with acute destruction of its free wall as long as pulmonary vascular architecture is normal [3, 10, 17, 21, 43], and second, the potentially beneficial consequences of exercise and the eventual course of coronary artery disease, make the LV a far more interesting subject for study. However, if we reflect on the needs for a sustained high cardiac output during the hypermetabolic state induced by Gram-negative sepsis or an extensive body burn when both may be associated with severe distortion of pulmonary vascular integrity, then the burden developed by an unprepared RV becomes quickly apparent. Given the non-athlete with an otherwise normal RV muscle mass, the elevated impedance to ejection associated with acute respiratory failure and the demand for a cardiac output, or stroke volume, which must be sustained above normal values for days rather than minutes or hours, it is apparent that a substantial increase in RVEDV mus accompany the usual therapeutic measures used clinically. Based on considerations, we can hypothesize that physical training will enhance the RV adjustment to a future episode of acute respiratory failure as much as it is supposed to ameliorate LV adaptation to the consequences of an acute myocardial infarct.

2. Acute Respiratory Failure and its Hemodynamic Consequences

Clowes et al. [9], Weisul et al. [47], as well as Zapol and Snider [48] have drawn attention to the pulmonary hypertension and increase in calculated vascular resistance which develops in the presence of acute respiratory failure, particularly when associated with sepsis (Fig. 2). With these findings for a background, let us consider the ultimate effects on RV end-diastolic and end-systolic volumes. When pulmonary vascular distensibility is reduced (i.e., if vascular impedance is increased), SV will be maintained initially by an augmentation in RV contractility. With further evolution of the disease, the capacity for adjustment may be reduced and stroke volume will diminsh. If hypoxemia appears, then the patient will require endotracheal intubation and mechanical ventilation with increased airway pressure, a therapeutic modality likely to reduce blood flow by limiting thoracic venous inflow. Usually, we can and do correct the problem by infusion of colloid, whole blood or packed cells, which causes SV to return to control values (Fig. 3) but accompanied by an increase in RV end-diastolic volume (RVEDV) and, as we shall see later, a significant alteration in the LV pressure-volume relationship.

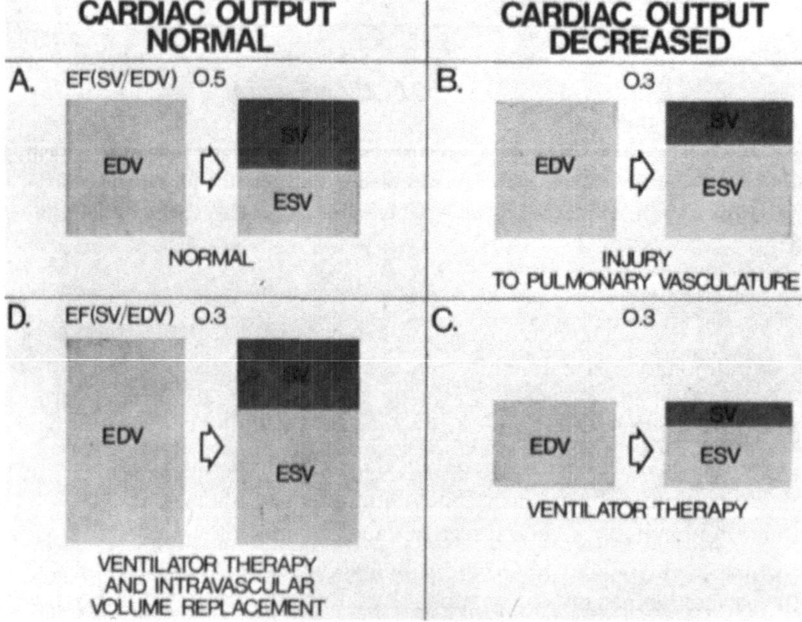

Fig. 3. The sequence of changes in RV end-diastolic volume (EDV) during the evolution of acute respiratory failure with pulmonary hypertension, the onset of ventilator therapy, and subsequent increase in intravascular blood volume. A. The normal RV ejection fraction was assumed to equal 0.5. B. Following injury to the pulmonary vasculature, the increased afterload results in a decreased stroke volume (SV) and increased RV end-systolic volume (ESV). Ejection fraction is depressed. C. Following onset of mechanical ventilation, venous inflow is reduced and both EDV and SV diminish. The reduction in cardiac output may result in hypotension which will lead to intravascular volume therapy, with the final results shown in D. D. A normal SV is now present but at the cost of an increased EDV and a reduced ejection fraction. (Reproduced with permission from [25])

Unfortunately, none of the measurements available at the bedside have allowed us to document this hypothesis. An increase in pulmonary vascular resistance (PVR) and central venous pressure (CVP) may suggest RV dilatation. Unfortunately, in the absence of an elevated CVP, calculation of PVR does not allow for proper evaluation of pulmonary vascular status (Table 1). The ratio of pressure gradient to summated flow, or cardiac output applies

Table 1. "Resistance", as generally measured, reflects the ratio between distending pressure and *flow per unit time* (usually per minute). The distendind pressure (i.e., the gradient between mean pulmonary artery and left atrium), in the absence of a change in tone, implies a constant pulmonary blood volume, despite changes in SV. "Afterload", or the wall tension generated in the RV during a single ejection is a function of the wall tension developed during isovolumic contraction *before* the pulmonic valves open (i.e., intracavitary pressure and volume at onset of ejection) and the dynamic characteristics of the pulmonary vasculature which will influence the pattern of ejection. Thus, "resistance" and "afterload" are only remotely related. If one were to calculate "resistance" per beat, then the value "A" would be 6000/50 or 120 R.U., and in "B", 6000/100 or 60 R.U.

	A	B
H.R. (beats/min)	120	60
PAP (mm Hg)	36/18	36/18
$\overline{\text{PAP}}$ (mm Hg)	24	24
$\overline{\text{LAP}}$ (mm Hg)	12	12
C.O. (l/min)	6	6
S.V. (ml)	50	100

$$PVR = \frac{\Delta P}{C.O.} = \frac{12}{6} = 2 \text{ resistance units (R.U.)}$$

to continuous not pulsatile blood flow. As shown in Table 1, if we were to choose the straightforward calculation on a per beat rather than per minute basis, PVR will appear to rise substantially when SV diminishes despite constant mean pressures and blood flow per minute.

The events illustrated in Fig. 3 can be documented by means of the multiple gated cardiac blood scan (MUGA), using the gamma camera following intravenous injection of 20 mCi of Technetium-99 labeled human serum albumin. The general principles of this method are described in Fig. 4. Fig. 5 illustrates the RV and LV end-diastolic and end-systolic images of a trained, normal adult breathing ambient air spontaneously with and without added 15 cm H_2O positive and-expiratory pressure (i.e., with tight face mask). Fig. 6 and 7 provide, for comparison, an illustration of the RV and LV volume in two teenagers, both victims of traffic accidents with subsequent respiratory failure, who requiered mechanical ventilation with high airway pressures. The RV end-diastolic and end-systolic volumes (RVEDV and RVESV) appear remarkably enlarged when compared with those of the normal individual shown in Fig. 5. Pulmonary hypertension was found to be present following insertion of a Swan-Ganz catheter, since both patients had received vigorous volume replacement therapy intended to sustain or improve cardiac output. The silhouette of the RV appeared markedly enlarged in the left anterior oblique view (LOA), a change which is particularly evident if one compares LV and RV configurations during systole and diastole in the normal heart (Fig. 5), during therapy of acute respiratory failure (ARF) (Fig. 6 and 7),

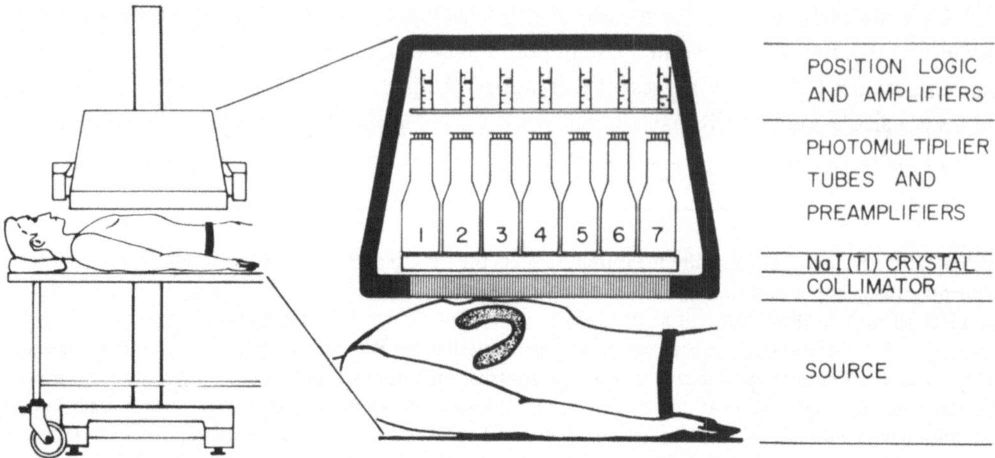

Fig. 4a. The Angerptype scintillation camera detects photons emanating from the heart which pass through the collimator and strike the sodium iodide scintillation crystal. These photons cause a brief flash of light (scintillation) to occur at the site of photon interaction. The flash of light is detected by the photomultiplier tubes and converted to electrical signals. By differentiating the size of the signal emanating from each phototube, the relative position of the scintillation in the detector is determined and translated into an electrical signal, which is sent to a computer, to appear on an oscilloscope screen as a dot in the same relative position as the scintillation in the crystal

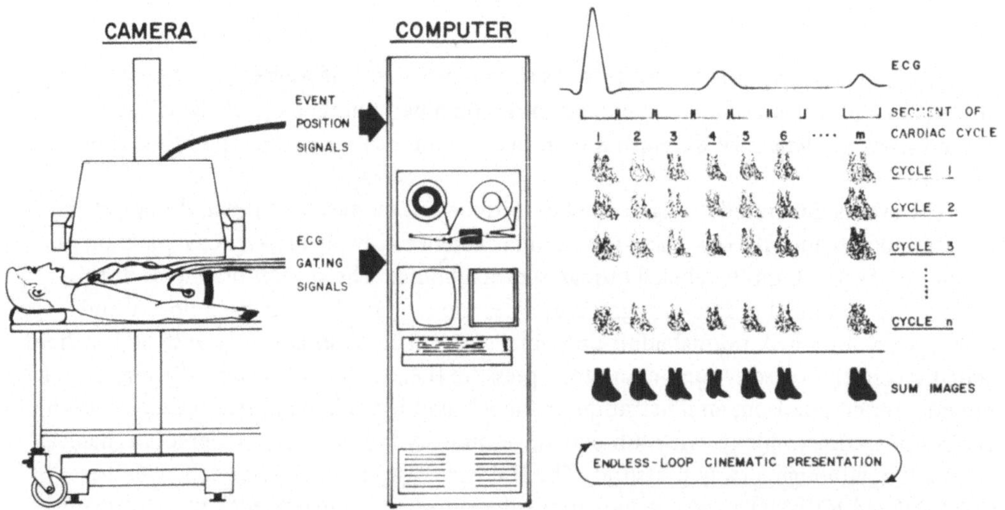

Fig. 4b. Multiple gated imaging technique utilizes a computer in association with the scintillation camera to sort out the scintillation information arising from the patient into multiple segments. Although any number can be recorded (m), each beat is usually divided into fewer than 30 segments per cardiac cycle. In any one cycle, the amount of scintillation is too low to permit adequate visualization of the heart. By recording data for several (n) cycles, quality of the image can be intensified to a point where detail is sufficient to permit evaluation of motion abnormalities in small segments of the chamber wall

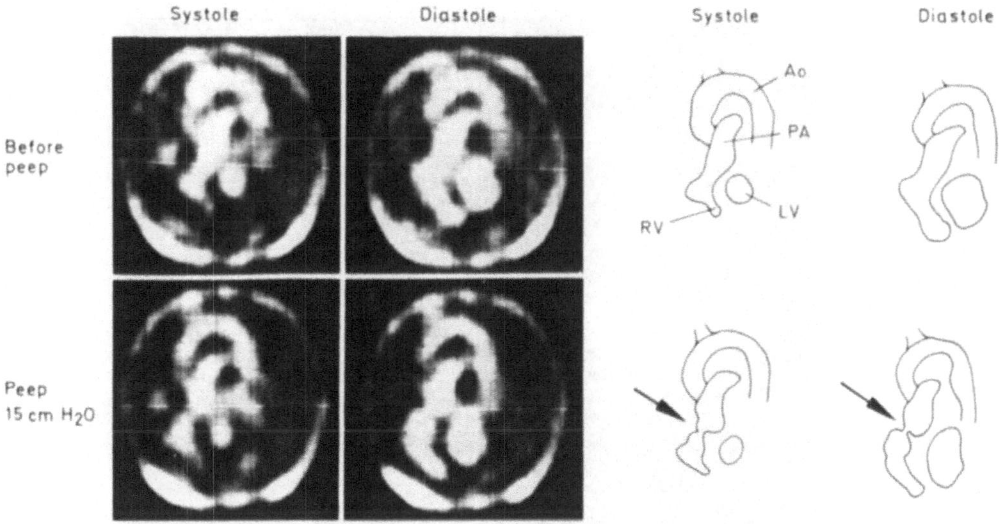

Fig. 5. Whole blood gated scan obtained in a normal adult, breathing spontaneously with and without 15 cm H_2O positive end-expiratory pressure (PEEP). Note the decrease in RV size during both systole and diastole and the LV in systole. Part of the reduction in LV diastolic size is obliterated by the left atrium which was inadvertently included in the outline of the chamber in the drawing at lower right. RV = right ventricle; Ao = aorta; PA = pulmonary artery; LV = left ventricle. (Reproduced with permission from [25])

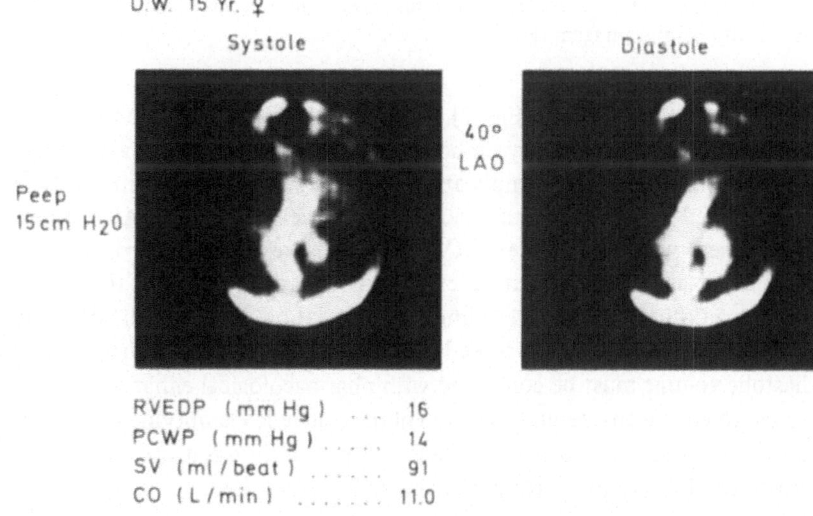

Fig. 6. Whole blood gated scan from a young patient during mechanical ventilation required for severe respiratory failure following massive body trauma. The hemodynamic data obtained at the time of study are shown also. Heart rate was 120 beats/min. Compare RV and LV geometry to the normal image shown in figure 5. Although the changes in volume between systole and diastole are equal (SV = 91 ml/beat), the change in size appears far less dramatic in the enlarged RV. (Reproduced with permission from [25])

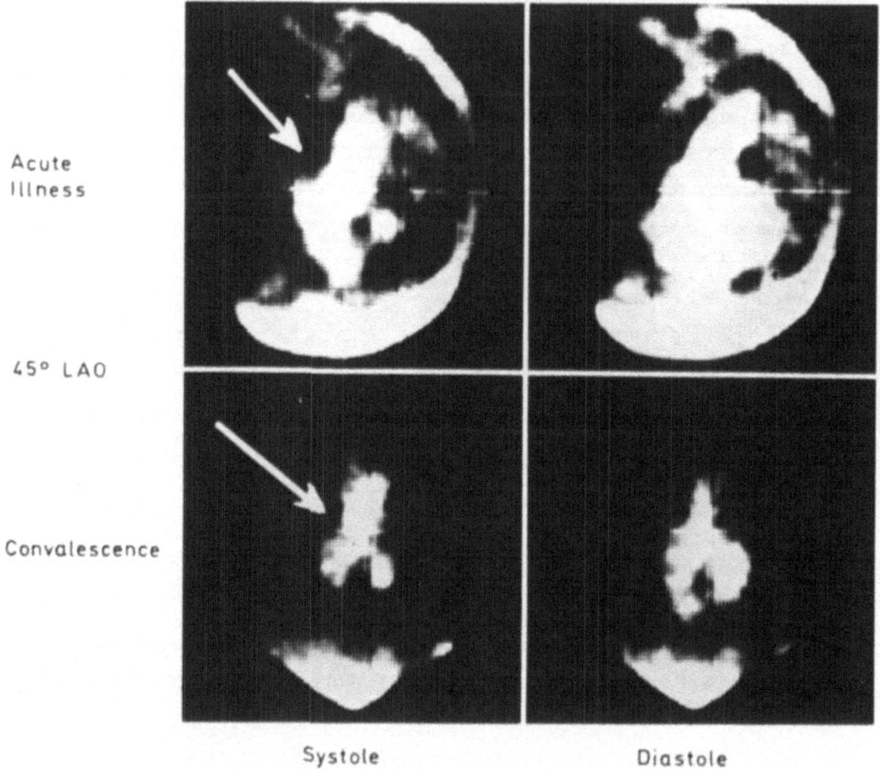

Fig. 7. RV and LV whole blood gated scan during mechanical ventilation for acute respiratory failure in a young adult. The recovery of normal function (convalescence) is shown in the lower panel. (Reproduced with permission from [30])

and finally, after recovery (Fig. 7). Such acute changes in RV volume are not unexpected following massive pulmonary embolism or RV infarction. However, despite their geometric similarity, the therapeutic implications of an RV infarct are significantly different from those associated with massive embolization, or as we have seen, in ARF. Enthusiastic volume replacement with an increase in RV filling pressure appears appropriate following an infarct if we are to assist the conduit function provided, of course, that the right ventricle is pumping into an otherwise normal pulmonary circulation. Not so with embolism or the pulmonary hypertension of ARF. In these latter conditions, therapy designed to enlarge RV end-diastolic volume must be combined with pharmacological enhancement of contractility if we are to ensure an adequate stroke volume, since RV emptying is limited by the elevated pulmonary vascular impedance. Whether RV dilatation is ultimately to be preferred over vasoactive drugs in this setting, remains to be established.

3. Hypoxic and Neurohumoral Modification of Pulmonary Vascular Tone

There is little compelling evidence to suggest that autonomic or neurohumoral influences play a significant role in the regulation of normal pulmonary vascular tone. However, hypo-

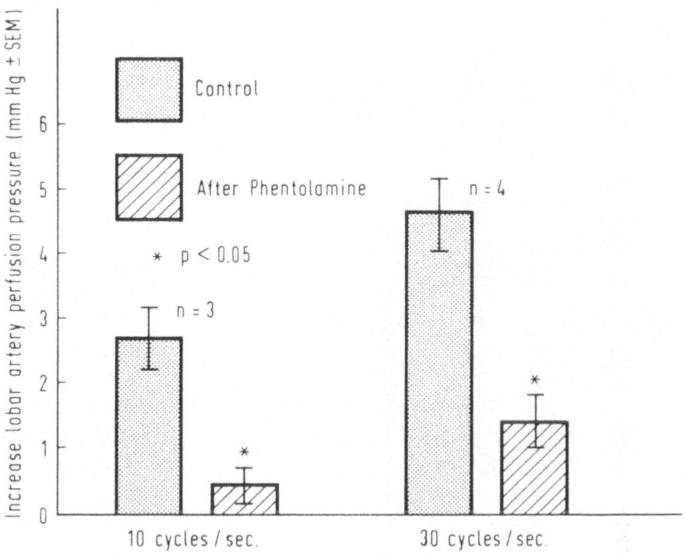

Fig. 8. The effect of electrical stimulation of the stellate ganglion was examined in the separately perfused lobe of a dog lung with blood flow held constant. Stimulation at high frequency (30 cycles/sec) was associated with a substantial increase in lobar artery pressure despite constant left atrial pressure and blood flow. The effect was modified by the previous administration of phentolamine. (Reproduced with permission from [20])

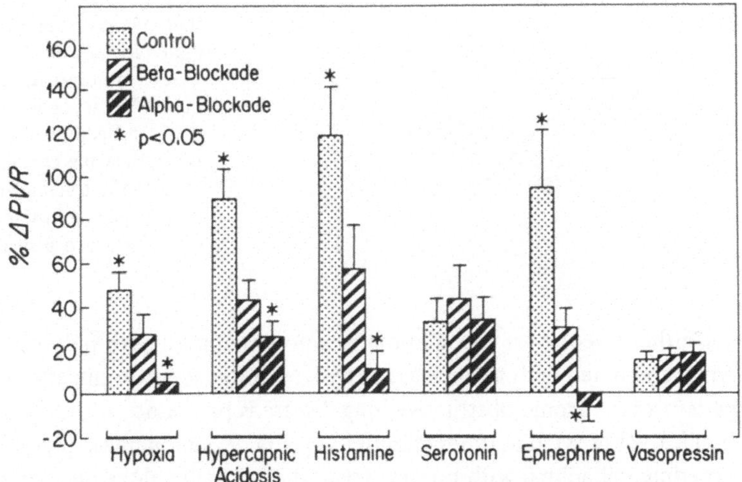

Fig. 9. The pulmonary vasoconstrictor responses to various stimuli (indicated below x-axis) were evaluated before (control) and after alpha- (phenoxybenzamine) or beta- (propranolol) blockade. (Reproduced with permission from [31])

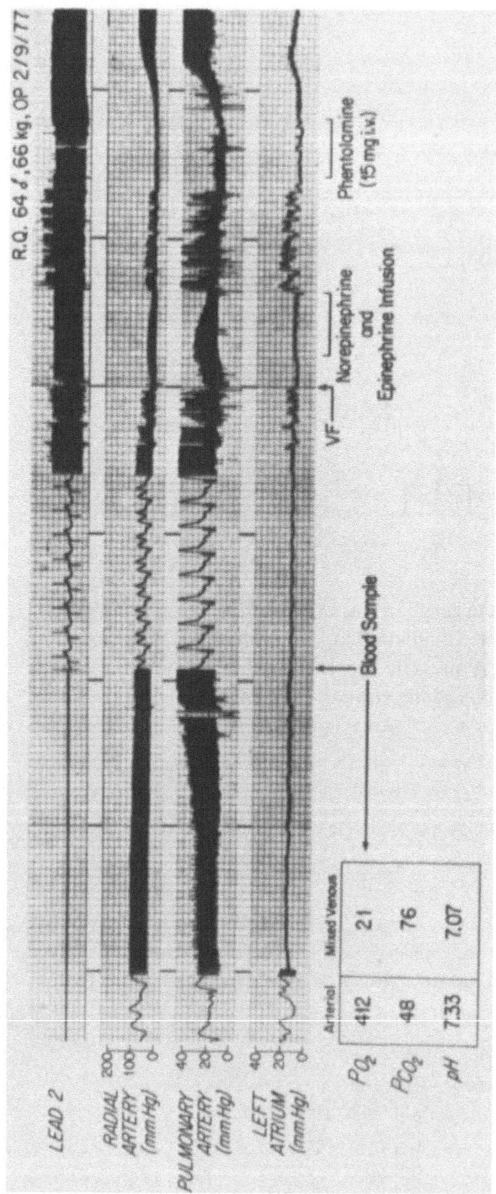

Fig. 10. Acute deterioration in hemodynamic function occurred in this 64 year old patient, operated upon for coronary artery disease, following what appeared as an episode of acute increase in pulmonary vascular resistance. The double peak in the radial artery pressure tracing is due to the action of the intra-aortic balloon pump. Reading the record from left ro right, note te progressive increase in pulmonary artery diastolic pressure without a change in the directly recorded pressure from the left atrium. Arterial and mixed venous blood samples were drawn at the time of the peak rise in PA pressure (center of record) and the values are shown in the table at left. Persistence of the high pulmonary artery pressure was followed by the recurrence of atrial fibrillation which responded to cardioversion but terminated with the onset of ventricular fibrillation (VF). Arterial blood pressure responded minimally to the infusion of massive quantities of epinephrine and norepinephrine. Note that despite the minimal stroke volume, systemic and pulmonary artery pressure were essentially equal, indicative of the enormous increase in pulmonary vascular resistance (PVR). Vasopressor therapy was stopped and a bolus of phentolamine (15 mg) was given over a period of 5 minutes with dramatic improvement of stroke volume. PVR was still elevated as reflected by the high PA pressure. The ECG tracing does not reflect the change to VF due to persistence of the tracing from the sequential atrioventricular pacing initiated shortly after termination of extracorporeal bypass

xia, either alveolar- or blood-borne, is a potent stimulus for pulmonary vasoconstriction [6]. When combined with an increase in hydrogen ion activity, the effect in the newborn and the patient with chronic obstructive lung disease is profound. Although sympathetic stimulation [20] (Fig. 8), like other stimuli [31] (Fig. 9) can increase pulmonary vascular tone in the experimental animal with prompt reversal after alpha blockade, we do not know whether any of these perturbations play a role in the pulmonary hypertension found in ARF. Our experience with vasodilator therapy in the late phase of the disease has been disappointing; whether it is useful early on is unknown. This is not to imply that acute changes in pulmonary vascular tone are invariably absent, nor can we assume that they are of limited significance to the patient whose myocardium is jeopardized by coronary artery disease. A case in point is illustrated in Fig. 10 where progressive pulmonary vasoconstriction following insertion of coronary artery bypass grafts was sufficient to result in disaster, when it occurred in the presence of an ischemic right ventricle. Admittedly, we cannot document the presence of RV ischemia except by inference. We did note a rise in PA and a decrease in arterial pressures in the absence of a change in left artrial pressure, while mixed venous PO_2 and pH values were low enough to provide a stimulus for increased pulmonary vascular tone. The patient's hemodynamic situation failed to improve with catecholamine therapy but recovered after a large quantity of intravenous phentolamine, an alpha-blocking drug. Whatever the cause, this example illustrates an oft forgotten sequence of events: respiratory acidosis documented by the presence of a high arterial PO_2 and low pH, implies an even higher P_{CO_2} and lower pH in mixed venous blood, all sufficient to result in pulmonary vasoconstriction, acute RV distention, arrhythmias, and hemodynamic disaster without a need to invoke, ab initio LV failure. Perhaps the monitoring of mixed venous gases may prove to be of value in the critically ill, not as a reflection of cardiac output or oxygen consumption, but as a potential source of hemodynamic deterioration in the presence of a jeopardized right ventricle.

4. Interdependence between RV and LV Function

What are the hemodynamic consequences of pulmonary hypertension plus therapy-induced right ventricular dilatation within an intact, non-compliant pericardium? Fig. 11 illustrates how enthusiastic volume replacement therapy carried out in the presence of a restricted pulmonary vascular bed may result in RV end-diastolic enlargement which, if the limits set by the pericardium are reached, can have a significant effect on both RV and LV performance [4, 12, 15, 16, 18, 35, 37, 41, 46]. First, if RVEDV increases sufficiently to occupy available pericardial space, it will affect the LV end-diastolic pressure-volume relationship and produce what we have chosen to call "LV end-diastolic tamponade" [4]. It must follow, therefore, that information gained in this setting from pulmonary capillary wedge pressure measurements is to be interpreted with care. Clearly, changes in LV compliance due to external influences may invalidate our conclusion that a rise in LVEDP at constant or decreased stroke work is indicative of LV failure. Second, enlargement of the RV results in an elevated wall stress[1], particularly applicable to the free wall and its oxygen demand [7, 8, 27, 36]. If associated with a reduction in right coronary artery blood flow, these increased requirements may result in myocardial ischemia in the older individual with "silent" right coronary artery disease. Again, arrhythmias in these patients need not arise from the left ventricle!

Reference to Fig. 6 and 7 does demonstrate that the substrate for these phenomena is provided if attempts at improvement of hemodynamic performance are made chiefly by

[1] Wall stress (S) can be expressed in simplified terms if we apply the Laplace relationship for intracavitary pressure (P) and radius (R) to a sphere with wall thickness (W). Thus, $S = \frac{P \times R}{W}$ an increase in pressure or radius, or a decrease in wall thickness, due to acute distention will increase wall stress substantially

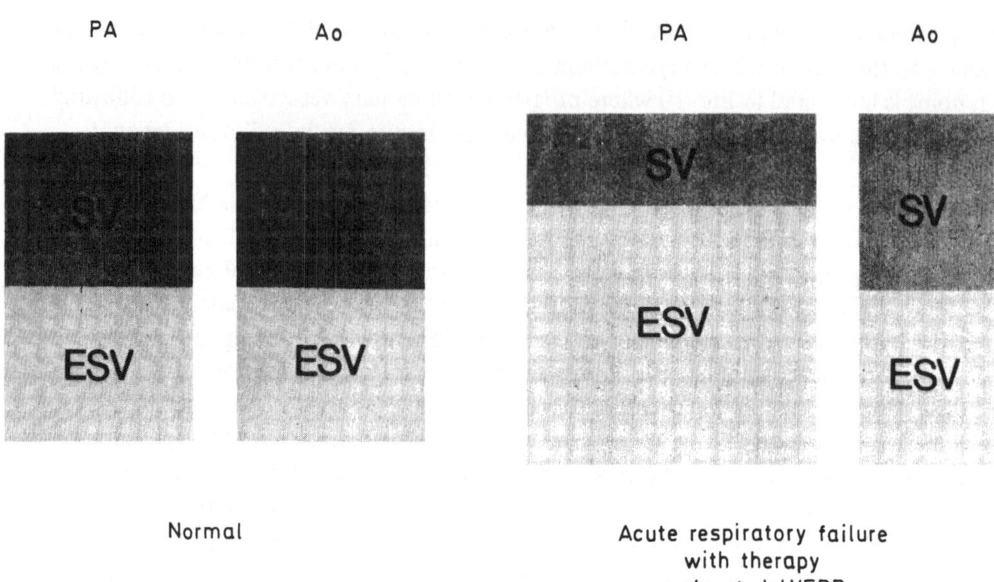

Fig. 11. Consequences of an increase in RV end-diastolic volume (SV + ESV) on the LV pressure-volume relationship when the combined size of the cardiac chambers has reached the limit allowed by a non-compliant pericardium. SV = stroke volume; ESV = end-systolic volume. In acute respiratory failure, the LV ejection fraction (SV/SV + ESV) is unchanged yet LVEDP may be increased due to compression by the large RV (i.e., limitations of the pericardium prevent further increase in LV end-diastolic volume). A change in contractility assumed from a rightward shift in the Frank-Starling relationship may be caused by an alteration in LV end-diastolic compliance. (Reproduced with permission from [25])

expansion of intravascular volume. Pulmonary capillary wedge pressures were elevated in both patients, yet the LV volume change between diastole and systole (i.e., ejection fraction) suggested a competent left ventricular myocardium. Failure to recognize these changes from pressure measurements alone arises from the fact that end-diastolic compliance of the RV is greater than that of the LV, or, the RV demonstrates a greater propensity for enlargement following intravascular volume therapy with a less impressive rise in RV filling pressures will equalize and biventricular failure will become apparent.

The importance of the pericardium to the pressure-volume adjustments which follow volume loading in the animal experiment is shown in Fig. 12. Similar experiments have been performed in the past [14]. Myocardial segment length, a reflection of intracavitary volume was determined during the diastolic filling period before and after the increase in intravascular volume, first with the pericardium closed and then wide open [35, 41]. The data indicate that similar segment lengths were associated with higher diastolic pressures when expansion of the ventricle was prevented by an intact pericardium. However, they do reflect only a few of the many influences, extrinsic to the LV which result in "ventricular interdependence" [5, 22, 27, 44], "ventricular interference" [12], or an alteration in the LV pressure-volume relationship sufficiently to confuse our interpretation of pulmonary artery pressures at the bedside. Stated in more simple terms, the steady-state assumes that both chambers eject an equal amount of blood per stroke; yet, transient variations are likely depending on the quality of function demonstrated by each ventricle. Such inequality of stroke volume,

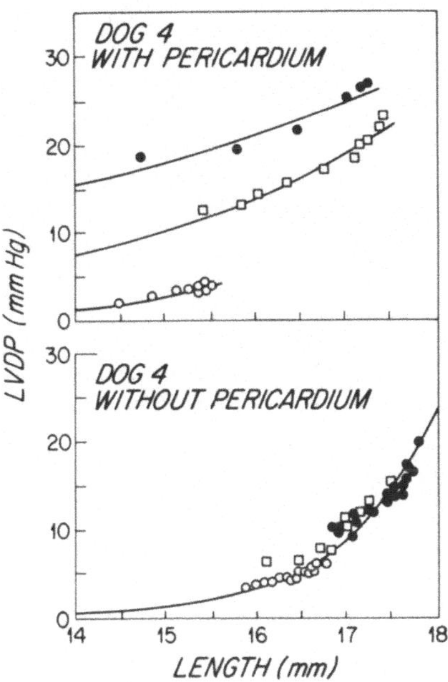

Fig. 12. The effect of the pericardium on the relationship between LV segment length and LV diastolic pressure before (○) and after (●) cardiac dilatation produced with an intravenous infusion of dextran. The change produced by an infusion of nitroprusside is indicated also (□) on the graph. In the presence of an intact pericardium, acute infusion of intravascular volume was associated with a shift upwards of the LVDP/segment length relationship and a partial downward shift after nitroprusside (upper graph). With the pericardium removed, all points fell on the same curve (lower graph). (Reproduced with permission from [35])

whose presence was recognized long ago [19], need last but a few minutes and still have disastrous consequences for the lungs [25].

In Fig. 13, we see that passive filling of the RV in the experimental animal has shifted the LV pressure-volume curve nearer the pressure axis, probably in conjunction with displacement of the interventricular septum toward the posterior LV wall.

Generally, this phenomenon is demonstrable in the experimental animal by a unilateral increase in RV afterload (i.e., pulmonary artery constriction) and subsequent dilatation sufficient to result in myocardial ischemia. The resulting diminution in LV compliance with an increase in end-diastolic pressure at constant volume, may be associated with a reduction in LV endocardial perfusion (see Laplace relationship). If coronary artery disease is present, then biventricular ischemia and global deterioration of function may ensue, all initiated by acute pulmonary vascular obstruction. Clinical interpretation of LV filling pressure may be complicated also by differences in timing of systolic contraction [1], and, depending on which chamber contracts first, the interventricular septum may move anteriorly or posteriorly [23, 28] with the resulting increase in recorded end-diastolic pressure judged erroneously as prima facie evidence of diminished mechanical performance.

Occasionally, careful evaluation of the pulmonary artery pressure tracing may reveal the presence of pulsus alternans, a sign of RV failure, caused by myocardial ischemia (Fig. 14). In such cases improved performance following vasodilator therapy is likely to result from the effect on the right rather than the left side of the heart.

In conclusion, our studies of left and right ventricular volume changes associated with acute and diffuse obstruction of the pulmonary vasculature, indicate that the in vivo evaluation of myocardial function based on a straightforward application of the Frank-Starling relationship, is made difficult, most often due to factors extrinsic to one or both chambers. Acute respiratory failure and the ensuing alteration in pulmonary vascular impedance provide the substrate which, in conjunction with our enthusiasm for expansion of intravascular volume, is likely to add RV dilatation, LV "end-diastolic tamponade", and global myocar-

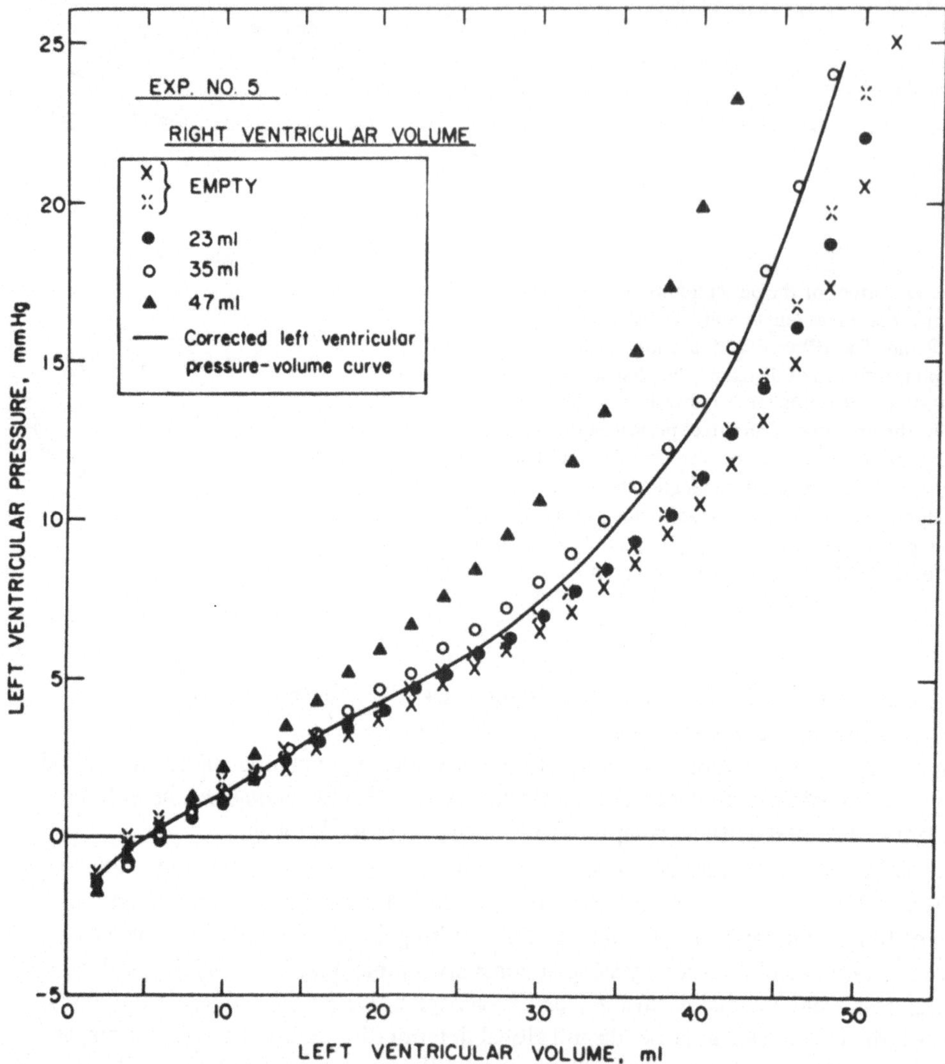

Fig. 13. LV pressure-volume relationship in a dog heart measured at different levels of RV filling. Note the difference in LV pressure at constant volume (e.g., 35 ml) when RV contains 23 ml (●) and 47 ml (▲) blood. (Reproduced with permission from [44])

dial ischemia to the already established list of potential complications. If, as demonstrated experimentally, an adequate coronary perfusion pressure is mandatory to sustain function of an acutely stressed RV [8, 36] and if myocardial perfusion if dependent upon 1. the gradient from aortic diastolic to RV end-diastolic pressure, and 2. the status of the right coronary artery system, it will be clear why *systemic hypertension* is required in the presence of a high pulmonary artery pressure. The patient shown in Fig. 14 may well reflect this phenomenon.

This sequence of events explains also the disastrous consequences attendant upon acute, hypoxic pulmonary vasoconstriction (Fig. 15) and justify the conclusions drawn by Fine-

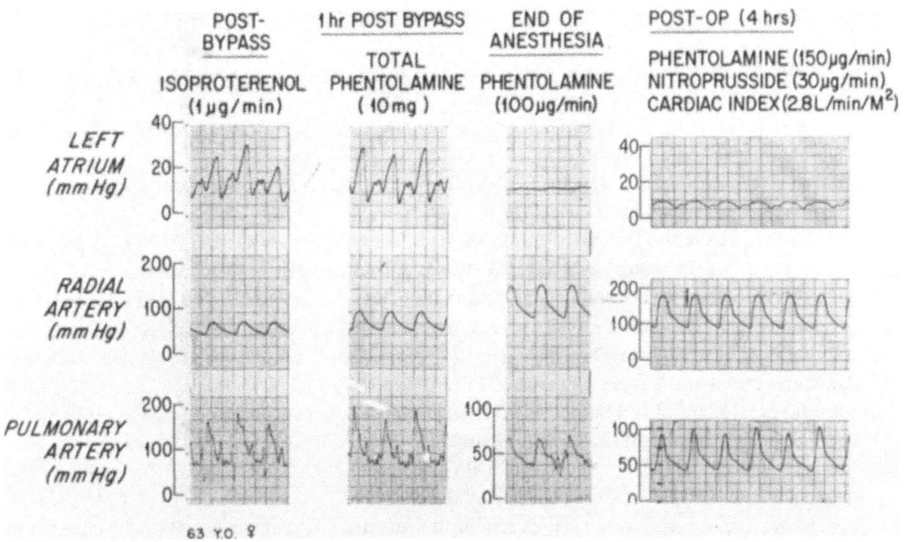

Fig. 14. Effect of vasodilator therapy in a patient with severe pulmonary hypertension secondary to mitral valve disease; mitral valve replacement (MVR) was performed for mitral regurgitation and pulmonary hypertension. Pulmonary artery systolic pressure, measured via a Swan-Ganz catheter, varied from 115 to 130 mm Hg prior to induction of anesthesia. Because of the high pulmonary vascular resistance, the administration of phentolamine was started shortly after termination of extracorporeal bypass (post bypass) at a rate of 100 μg/min. Phentolamine was chosen over nitroprusside because at the infusion rate of 100 μg/min (6 mg/hour), alpha-blockade was achieved gradually without a drop in systemic blood pressure. Pulmonary artery (PA) alternans, indicative of right ventricular failure, was present before and after extracorporeal circulation (lower right hand panel). Hypertension noted postoperatively did not respond to phentolamine and control of arterial blood pressure was achieved by the addition of a sodium nitroprusside infusion (30 μg/min). Phentolamine infusion was continued for 72 hours. The patient survived and was discharged 12 days after the operation. (Reproduced with permission from [24])

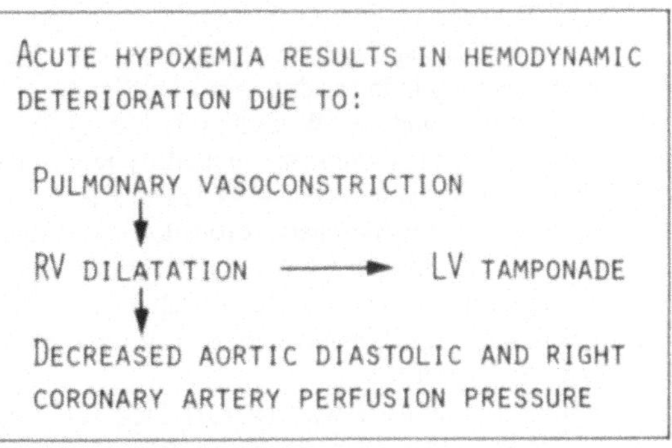

Fig. 15. Summary diagram showing the hemodynamic consequences of hypoxemia on right and left ventricular performance. The critical factor which promotes the vicious cycle is the reduction in LV stroke volume and aortic diastolic pressure; the latter prevents and appropriate response by the stressed RV

berg and Wiggers [13] 43 years ago that "when anoxemia exists as in pneumonia . . . circulatory crisis may be brought about through failure of the RV." But even more important, and as these authors also suggested, the ". . . value of pressor agents (epinephrine, phenylephrine, etc.) should be considered whenever increased pulmonary vascular resistance has occurred suddenly," with critical emphasis on systemic arterial pressure as a determinant of RV function.

References

1. Abbasi AS, Eber LM, MacAlpin RN, Kattus AA (1974) Paradoxical motion of interventricular septum in left bundle branch block. Circulation 49:423–427
2. Allen HD, Goldberg SJ, Sahn DJ, Schy N, Wojcik R (1977) A quantitative echocardiographic study of champion childhood swimmers. Circulation 55:142–145
3. Bakos ACP (1950) The question of the function of the right ventricular myocardium: an experimental study. Circulation 1:724–732
4. Bartle SH, Harmann HJ, Cavo JW, Moore RA, Costenbader JM (1968) Effect of the pericardium on left ventricular volume and function in acute hypervolaemia. Cardiovasc Res 3:284–289
5. Bemis CE, Serur JR, Borkenhagen D, Sonnenblick EH, Urschel CW (1974) Influence of right ventricular filling pressure on left ventricular pressure and dimension. Circulation 34:498–504
6. Bergofsky EH (1974) Mechanismy underlying vasomotor regulation of regional pulmonary blood flow in normal and disease states. Am J Med 57:378–394
7. Brooks H, Holland R, Al-Sadir J (1977) Right ventricular performance during ischemia: an anatomic and hemodynamic analysis. Am J Physiol 233:H500–H513
8. Brooks H, Kirk ES, Vokonas PS, Urschel CW, Sonnenblick EH (1971) Performance of the right ventricle under stress: relation to right coronary flow. J Clin Invest 50:2176–2183
9. Clowes Jr GHA, Farrington GH, Zuscheid W, Cossette GR, Saravis C (1970) Circulating factors in the etiology of pulmonary insufficiency and right heart failure accompanying severe sepsis (peritonitis). Ann Surg 171:663–678
10. Donald DE, Essex HE (1954) Pressure studies after inactivation of the major portion of the canine right ventricle. Am J Phyiol 176:155–161
11. Ekelund LG, Holmgren A (1967) Central hemodynamics during exercise. Circ Res 20/21 (Suppl.): I33–I43
12. Elzinga G, van Grondelle R, Westerhof N, van den Bos GC (1974) Ventricular interference. Am J Physiol 226:941–947
13. Fineberg MH, Wiggers CJ (1936) Compensation and failure of the right ventricle. Am Heart J 11: 255–263
14. Gibbon JR JH, Churchill ED (1931) The mechanical influence of the pericardium upon cardiac function. J Clin Invest 10:405–422
15. Glantz SA, Misbach GZ, Moores WY, Mathey DG, Lekven J, Stowe DF, Parmley WW, Tyberg JV (1978) The pericardium substantially affects the left ventricular diastolic pressure-volume relationship in the dog. Circ Res 42:433–441
16. Glantz SA, Parmley WW (1978) Factors which affect the diastolic pressure volume curve. Circ Res 42:171–180
17. Guiha NH, Limas CJ, Cohn JN (1974) Predominant right ventricular dysfunction after right ventricular destruction in the dog. Am J Cardiol 33:254–258
18. Guyton AC, Lindsey AW, Gulluly JJ (1954) The limits of right ventricular compensation following acute increase in pulmonary circulatory resistance. Circ Res 2:326–332
19. Henderson Y, Prince AL (1914) The relative systolic discharges of the right and left ventricles and their bearing on pulmonary congestion and depletion. Heart 5:217–226
20. Kadowitz PJ, Hyman AL (1973) Effect of sympathetic nerve stimulation on pulmonary vascular resistance in the dog. Circ Res 32:221–227
21. Kagan A (1952) Dynamic responses of the right ventricle following extensive damage by cauterization Circ Res 5:816–823
22. Kelly DT, Spotnitz HM, Beiser GD, Pierce JE, Epstein SE (1971) Effects of chronic right ventricular volume and pressure loading on left ventricular performance. Circulation 44:403–412
23. Kerber RE, Dippel WF, Abboud FM (1973) Abnormal motion of the interventricular septum in right ventricular volume overload. Circulation 48:86–96
24. Laver MB (1975) Anesthesia for open-heart surgery: its contribution to the care of the critically ill. Bull NY Acad Med 51:930–946
25. Laver MB, Strauss HW Pohost GM (1979) Right and left ventricular geometry: adjustments during acute respiratory failure. Crit Care Med 7:509–519
26. Manny J, Grindlinger G, Mathe AA, Hechtman HB (1978) Positive end-expiratory pressure, lung stretch, and decreased myocardial contractility. Surgery 84:87–93

27. Manohar M, Bisgard GE, Bullard V, Will JA, Anderson D, Rankin JHG (1978) Myocardial perfusion and function during acute right ventricular systolic hypertension. Am J Physiol 235:H628–H636
28. Oboler AA, Keefe JF, Gaasch WH, Banas Jr JS, Levine HJ (1973) Influence of left ventricular isovolumic pressure upon right ventricular pressure transients. Cardiology 58:32–44
29. Prewitt RM, Wood LDH (1979) Effect of positive end-expiratory pressure on ventricular function in dogs. Am J Physiol 236:H534–H544
30. Pontoppidan H, Wilson RS, Rie MA, Schneider RC (1977) Respiratory intensive care. Anesthesiology 47:96–116
31. Porcelli RJ, Bergofski EH (1973) Adrenergic receptors in pulmonary vasoconstrictor responses to gaseous and humoral agents. J Appl Physiol 34:483–488
32. Qvist J, Pontoppidan H, Wilson RS, Lowenstein E, Laver MB 91975) Hemodynamic responses to mechanical ventilation with PEEP: the effect of hypervolemia. Anesthesiology 42:45–55
33. Robotham JL, Mitzner W (1979) A model of the effects of respiration on left ventricular performance. J Appl Physiol Resp Environ Exercise Physiol 46:411–418
34. Roeske WR, O'Rourke RA, Klein A, Leopold G, Karliner JS (1976) Noninvasive evaluation of ventricular hypertrophy in professional athletes. Circulation 53:286–292
35. Ross Jr J (1979) Editorial: Acute displacement of the diastolic pressure-volume curve of the left ventricle: role of the pericardium and the right ventricle. Circulation 59:32–37
36. Salisbury PF (1955) Coronary artery pressure and strength of right ventricular contraction. Circ Res 3:633–638
37. Santamore WP, Lynch PR, Meier G, Heckman J, Bove AA (1976) Myocardial interaction between the ventricles. J Appl Physiol 41:362–368
38. Scharf SM, Brown R, Saunders N, Green LH, Ingram Jr RH (1979) Changes in canine left ventricular size and configuration with positive end-expiratory pressure. Circ Res 44:672 678
39. Scharf SM, Caldini P, Ingram Jr RH (1977) Cardiovascular effects of increasing airway pressure in the dog. Am J Physiol 232:H35–H43
40. Scharf SM, Ingram Jr RH (1977) Effects of decreasing lung compliance with oleic acid on the cardiovascular response to PEEP. Am J Physiol 233:H636–H641
41. Shirato K, Shabetai R, Bhargava V, Franklin D, Ross Jr J (1978) Alteration of the left ventricular diastolic pressure-segment length relation produced by the pericardium. Effects of cardiac distension and afterload reduction in conscious dogs. Circulation 57:1191:1198
42. Silverman NH, Rogé CLL (1977) Athletic echoes. Circulation 56:500
43. Starr I, Jeffers WA, Meade Jr RH (1943) The absence of conspicuous increments of venous pressure after severe damage to the right ventricle of the dog, with a discussion of the relation between clinical congestive failure and heart disease. Am Heart J 26:291–301
44. Taylor RR, Covell JW, Sonnenblick EH, Ross Jr J (1967) Dependence of ventricular distensibility on filling of the opposite ventricle. Am J Physiol 213:711–718
45. Trichet B, Falke K, Togut A, Laver MB (1975) The effect of pre-existing pulmonary vascular disease on the response to mechanical ventilation with PEEP following open-heart surgery. Anesthesiology 42:56–67
46. Tyberg JV, Misbach GA, Glantz SA, Moores WY, Parmley WW (1978) A mechanism for shifts in the diastolic, left ventricular, pressure-volume curve: the role of the pericardium. Eur J Cardiol (Suppl) 7:163–175
47. Weisul JP, O'Donnell Jr TF, Stone Ma, Clowes Jr GHA (1975) Myocardial performance in clinical septic shock: effects of isoproterenol and glucose potassium insulin. J Surg Res 18:357–363
48. Zapol WM, Snider MT (1977) Pulmonary hypertension in severe acute respiratory failure. New Eng J Med 296:476–480

Der Einfluß von PEEP auf die Hämodynamik und Organdurchblutung

U. Jensen und K. Peter

Die Beatmung mit positiv-end-exspiratorischem Druck (PEEP) zur symptomatischen Behandlung bei akuter respiratorischer Insuffizienz (ARJ) ist seit etwa 20 Jahren ein anerkanntes, erfolgreiches Behandlungsprinzip [3]. Die günstige Beeinflussung der pathologischen Lungenfunktion bei der ARJ durch PEEP ist klinisch eindeutig und durch zahlreiche Untersuchungen belegt [2, 3, 6, 8, 23, 37, 42]:

a) Normalisierung der eingeschränkten funktionellen Residualkapazität
b) Verbesserung der verminderten Compliance der Lunge
c) Ausgleich der Ventilations-Perfusions-Mißverhältnisse

Gleichzeitig mit diesen erwünschten Effekten, die insgesamt hauptsächlich zur Erniedrigung des intrapulmonalen Shuntvolumens führen, muß man jedoch eine komplexe Beeinflussung des kardio-zirkulatorischen Systems in Kauf nehmen, die in ihren Einzelheiten bisher klinisch und experimentell noch nicht sicher beurteilbar ist; teilweise wurden sogar widersprüchliche Ergebnisse erbracht. Ein einheitliches pathophysiologisches Konzept für die hämodynamischen Veränderungen unter PEEP-Beatmung läßt sich bisher nicht herstellen, und man ist häufig auf die Interpretation von Ergebnissen angewiesen, die jeweils in einer bestimmten Situation gemessen worden sind und sich deswegen nicht immer zu einer generellen Regel erheben lassen.

Ein in Tierexperimenten [12, 30, 39] und beim Menschen [5, 23, 37, 42] immer wieder beschriebener Nachteil der Beatmung mit erhöhten end-exspiratorischen Drucken ist die Verminderung des Herzzeitvolumens (HZV). Die Gründe für eine Beeinträchtigung des HZV sind immer noch Gegenstand von Diskussionen, obwohl schon vor mehr als 50 Jahren experimentiell eine Beziehung zwischen mechanischer Beatmung und HZV-Reduktion nachgewiesen wurde [19]. Von den vier Parametern – Vorbelastung, Nachbelastung, Kontraktilität, Frequenz – die die Pumpleistung des Herzens regulieren, werden hauptsächlich die Vor- und Nachbelastung des rechten Ventrikels durch die Beatmung mit PEEP verändert.

Die gemeinsame Ursache für alle hämodynamischen Veränderungen durch PEEP liegt in der Erhöhung des intrathorakalen Druckes. Diese Änderung der Druckverhältnisse wirkt sich auf die einzelnen intrathorakalen Anteile des Herz--Kreislaufsystems ganz unterschiedlich aus. So sind z.B. die Kapillaren mehr dem intraalveolären Druck ausgesetzt, das Herz und die großen Gefäße dagegen mehr dem intrapleuralen Druck. Außerdem interagieren alle intrathorakalen Organsysteme dauernd miteinander, so daß eine sehr komplexe Situation entsteht, und eine Analyse von Wirkung und Ursache manchmal schwierig ist.

I. Veränderung des Preload durch PEEP

Die Kontraktionskraft und das Schlagvolumen der Ventrikel hängen nach dem Frank-Starling-Gesetz direkt von ihrem Füllungszustand ab, d.h. je mehr das Herz in der Diastole gefüllt wird, um so größer wird das Schlagvolumen innerhalb eines physiologischen Bereiches. Damit kann das Herz sich sehr gut augenblicklich an wechselnde venöse Rückflüsse anpassen, so daß innerhalb physiologischer Grenzen kein venöser Rückstau entsteht. Ein Maßstab für den enddiastolischen Füllungsgrad des rechten Ventrikels ist der rechte Vorhofdruck bzw. zentrale Venendruck, und für den des linken Ventrikels der linke Vorhofdruck bzw. der pulmo-kapilläre Wedgedruck (PCWP). Diese Drucke werden unter PEEP-Beatmung erhöht gemessen, aber nur wenn der atmosphärische Druck als gemeinsamer Nullpunkt dient. Der effektive Füllungsdruck für den rechten Ventrikel ist jedoch die Differenz zwischen Vorhofdruck einerseits und intrapleuralem Druck andererseits, alle Drucke relativ zu atmosphärischem Druck gemessen. Diese Druckdifferenz nennt man auch transmuralen Druck, der dem jeweiligen Füllungsdruck bei wechselnden intrapleuralen Drucken entspricht. Somit beeinflußt jede Veränderung des intrapleuralen Druckes die Lage der Herzmuskelfunktionskurve. Sie wird durch Erhöhung des intrapleuralen Druckes horizontal nach rechts verschoben ohne Plateauveränderung [9]. Das bedeutet: Für das gleiche Schlagvolumen wird ein höherer Füllungsdruck, relativ zum atmosphärischen Druck, benötigt; d.h. um unverändert hohe transmurale Füllungsdrucke zu erhalten, muß der Füllungsdruck im Vorhof erhöht werden, um die Differenz zum Druck im Intrapleuralspalt gleich groß zu halten. Diese Vorbedingung für ein unbeeinträchtigtes HZV wird unter PEEP anscheinend nicht erfüllt.

Eine *Erniedrigung der transmuralen Füllungsdrucke* bei PEEP-Beatmung haben erstmals Cournand und Mitarbeiter [5] beobachtet und daraus den Schluß gezogen, daß der HZV-Abfall bei PEEP durch den verminderten effektiven Füllungsdruck bedingt ist. Die gleichen Ergebnisse wurden von Powers et al. [38] bei Menschen und von Qvist et al. [39], Sykes et al. [41] und Lenfant und Howell [30] bei Hunden gefunden. Als Ursache für die erniedrigten Füllungsdrucke wird die Verminderung des Gefälles – und damit des Blutrückflusses – zwischen dem peripheren venösen Druck und dem rechten Vorhofdruck angesehen. In Einklang mit diesen Überlegungen stehen die Beobachtungen, daß die Erniedrigung des HZV bei PEEP verstärkt wird durch Hypovolämie [17, 41] und sich praktisch aufheben läßt durch Erhöhung des intravasalen Volumens durch Infusionen [22, 39, 41, 49]. Mit dieser Maßnahme erhöht man den mittleren systemischen Füllungsdruck [13] und damit das Gefälle zwischen peripheren und intrathorakalen Venen, verbessert also den venösen Rückfluß und das HZV. Dieses plausible Konzept, erniedrigtes HZV durch erniedrigte effektive Füllungsdrucke, wird neuerdings von einigen Autoren in tierexperimentiellen Untersuchungen in Frage gestellt [4, 27, 31, 50].

Cassidy et al. [4] fanden bei Hunden mit und ohne künstlich induziertem Lungenödem trotz einer deutlichen HZV-Senkung bei steigendem PEEP *keine erniedrigten transmuralen Füllungsdrucke,* weder für das rechte noch für das linke Herz. Bei einem PEEP von 15 cm Wassersäule wurde sogar ein Anstieg dieser Drucke gemessen.

Ein Problem bei der Bewertung aller intrathorakalen transmuralen Drucke ist immer die Messung des intrapleuralen Druckes, also des Referenzdruckes. Es besteht keine absolute Sicherheit dafür, ob der Druck, den man an einer bestimmten Stelle im Oesophagus oder Intrapleuralspalt gemessen hat, der wirklich wirksame äußere Druck für eine bestimmte Strecke des intrathorakalen Gefäßsystems ist. Um diesen Unsicherheitsfaktor auszuschließen und die Wirkung von PEEP ohne erhöhten intrathorakalen Druck auf das kardio-vaskuläre System zu prüfen, hat eine Arbeitsgruppe ihre Untersuchungen bei Hunden auch mit geöffnetem Thorax [27] oder sogar größtenteils entfernter Thoraxwand [31] durchgeführt. Dadurch konnten alle intrathorakalen Drucke relativ zum atmosphärischen Druck gemessen und beurteilt werden. Bei den beiden Versuchsgruppen, eine mit geschlossenem und eine mit geöffnetem Thorax, wurde ein erniedrigtes HZV durch PEEP bestätigt, jedoch bei gleichzeitig steigenden Füllungsdrucken für das rechte und linke Herz. Diese Beobachtungen waren bei den Tieren mit geöffnetem Thorax und damit weit ausgedehnter Lunge sogar noch signifikanter. Das Ausmaß der Lungenexpansion, oder anders ausgedrückt der transpulmonale Druck, scheint einen entscheidenden Einfluß auf das HZV bei maschineller Beatmung zu haben. Von den oben genannten Autoren werden humorale, gefäßaktive Polypeptide diskutiert, die bei Dehnung des Lungengewebes freigesetzt werden und auf diesem Wege das HZV beeinflussen. Eine schon länger bekannte und besser untersuchte Möglichkeit der Beeinträchtigung des HZVs durch erhöhte transpulmonale Drucke besteht in der Übertragung des intraalveolären Druckes auf das pulmonale Kapillarnetz. Dadurch ergibt sich eine Beeinflussung des Afterload, des nach dem Preload zweitwichtigen Faktors für die akute Regulation des HZV.

II. Veränderungen des Afterload durch PEEP

Das Afterload für den Ventrikel entspricht in etwa der Höhe des Druckes in der Arterie, gegen den sich der Ventrikel jeweils nach Eröffnung der Herzklappen kontrahieren muß.

Eigentlich entscheidend für die Nachbelastung ist die Wandspannung, die entstehen muß, um das Schlagvolumen auszuwerfen. Außer dem Druck in der nachgeordneten Arterie geht also noch die Ventrikelgröße und damit das end-diastolische Volumen in den Begriff des Afterload ein. Das läßt sich aus dem Laplace'schen Gesetz ableiten. Das besagt, daß sich die Wandspannung (Tw) eines Hohlkörpers proportional zum Innendruck (Ptm) und Radius (r) verhält, und umgekehrt proportional zur Wanddicke (D) ($Tw = \frac{Ptm \cdot r}{D}$).

Die Herzmuskelfunktionskurve hat bei wirksam erhöhtem Afterload ein erniedrigtes Plateau. Das bedeutet, daß sich das Schlagvolumen nur sehr begrenzt durch Erhöhung des Preload steigern läßt, also erhöhte Füllungsdrucke nicht zu einem entsprechenden Anstieg des Schlagvolumens führen müssen.

Veränderungen des Afterloads für den rechten Ventrikel treten hauptsächlich durch Veränderungen des Widerstandes im peripheren pulmonalen Gefäßsystem auf. Der Widerstand im pulmonalen Kreislauf wird durch Beatmung mit steigenden end-exspiratorischen Drucken eindeutig erhöht gemessen [7, 12, 17, 38, 39, 43]. Der Mechanismus für die Widerstandserhöhung im Lungenkreislauf wird in der Kompression und Dehnung der intraalveolären Kapillaren bei zunehmender Inflation der Lunge gesehen [33, 34]. Die kleinen intraalveolären Gefäße sind direkt dem Gasdruck in den Alveolen ausgesetzt. Der Durchfluß durch eine kompressible Kapillare ist abhängig vom Druckgradienten zwischen dem Umgebungsdruck und dem Druck im Blutgefäß selbst. Nach den Vorstellungen von Permutt et al. [33] und den Untersuchungen von Lopez-Muniz et al. [32] treten folgende Interaktionen zwischen dem intraalveolären Druck und dem Widerstand in den pulmonalen Kapillaren auf:

a) Ist der Alveolardruck niedriger als der links-atriale Füllungsdruck, tritt keine Beeinträchtigung der Kapillarperfusion ein, da in diesem Fall der Druckgradient zwischen Anfang und Ende des Gefäßabschnittes für den Blutdurchfluß entscheidend ist.
b) Ist der intraalveoläre Druck höher als der linke atriale Füllungsdruck, aber niedriger als der systolische Perfusionsdruck, dann ist die Durchblutung dieses Gefäßabschnittes proportional dem Druckgradienten zwischen dem systolischen und dem alveolären Druck. Der Durchfluß ist vermindert und der Widerstand erhöht.
c) Übersteigt der Druck in der Alveole nicht nur den pulmonalen Venendruck sondern auch den Pulmonalarteriendruck, dann erfolgt eine totale Kompression der entsprechenden Kapillaren.

Insgesamt verursacht so der erhöhte transpulmonale Druck bei PEEP eine Kompression des intraalveolären Kapillarbettes und damit eine Widerstandserhöhung im kleinen Kreislauf. Diese Situation müßte zum Anstieg der präkapillaren Drucke führen. Die pulmonalen Wedgedrucke und die transmuralen Drucke der Arteria pulmonalis sind auch erhöht gemessen worden [4, 27]. Die Ergebnisse sind jedoch insgesamt nicht einheitlich. In einem Tierexperiment von Liebmann et al. [31] führte eine gleiche Erhöhung des pulmonalen Widerstandes wie durch PEEP durch eine Klemme an der Arteria pulmonalis nicht zu hämodynamischen Veränderungen in Bezug auf das HZV, die Füllungsdrucke und den mittleren Pulmonalarteriendruck. Ob die Verhältnisse aus dieser komplizierten experimentellen Situation auf den Menschen in vivo übertragen werden können, sollte man vorläufig bezweifeln. Die Widerstandserhöhung im kleinen Kreislauf jedoch bei steigenden transpulmonalen Drucken ist ein relativ gut untersuchter Mechanismus für die HZV-Reduktion unter PEEP. Bei normalen Lungen steigt der pulmonale vaskuläre Widerstand fast proportional zum PEEP an [4, 12, 30, 45]. Es stellt sich nun die Frage, wie die ohnehin komplizierten intrathorakalen Beziehungen zwischen Beatmungsdrucken und Hämodynamik beeinflußt werden durch Veränderungen der Lungenstruktur, wie sie z.B. bei der ARI auftreten.

III. Beziehungen zwischen PEEP, Hämodynamik und ARI

1. Das Herz und die großen Gefäße

Die hämodynamischen Veränderungen durch PEEP entstehen also hauptsächlich durch eine Transmission des erhöhten Beatmungsdruckes auf den Intrapleuralspalt und damit auf das Herz und die großen Gefäße. Das Ausmaß dieser Druckübertragung ist wiederum abhängig direkt von den Eigenschaften des Lungengewebes, von seiner Compliance und Konsistenz. Bei der ARI z.B. findet man eine gewisse Isolation der Drucke in den Luftwegen von den Drucken in den Gefäßen [49, 36]. Damit ist erklärt daß die hämodynamischen Beeinträchtigungen durch PEEP in Tierversuchen bei Hunden mit normalen Lungen viel gravierender sind als im allgemeinen bei Patienten mit ARI oder hämodynamischem Lungenoedem. Die Veränderungen des Lungengewebes dieser Patienten erfordern und erleichtern somit gleichzeitig die Anwendung von erhöhten positiv-endexspiratorischen Beatmungsdrucken. Unter diesen Umständen ist gut vorstellbar, daß die transmuralen Füllungsdrucke bei mäßigem PEEP unwesentlich verändert gemessen werden, und damit bei mäßigem PEEP auch das HZV relativ unbeeinträchtigt bleibt.

2. Das Kapillarnetz

Ebenso wirken sich die morphologischen Veränderungen des pulmonalen Interstitiums wie eine Barriere gegen die Druckübertragung aus den Luftwegen auf die Kapillaren aus, haben aber dafür selbst durch Veränderungen der pulmonalen Strombahn (Mikroembolien und perivaskuläre Oedeme) [46] eine häufig erhebliche Widerstandserhöhung zur Folge. Führt dann noch die kompensatorische Volumensubstitution unter Beatmung zur Vergrößerung des enddiastolischen Ventrikelvolumens, entsteht eine ganz erhebliche Erhöhung der Nachbelastung für den rechten Ventrikel und ein erhöhter Sauerstoffverbrauch bei gleichzeitig erschwerter Myokarddurchblutung durch die erhöhte Wandspannung. Diese Situation führt leicht zum Rechtsherzversagen und damit insgesamt zur Verminderung des HZVs. Außerdem wird bei Vergrößerung des rechten Ventrikels eine direkte Beeinträchtigung des Schlagvolumens des linken Ventrikels diskutiert [25].

IV. Interaktion zwischen rechtem und linkem Ventrikel

Eine akute Rechtsherzbelastung mit dilatiertem rechten Ventrikel könnte eine direkte Beeinträchtigung des linken Ventrikels zur Folge haben. An einem Herz-Lungenpräparat nach Starling wiesen Menkes et al. [28] nach, daß eine Erhöhung des Afterload für den rechten Ventrikel durch PEEP zu gleichzeitiger Erhöhung des rechten und linken Vorhofdruckes führte. Andere Untersucher [36] zeigten mit Hilfe von Infusionen mit radioaktiv markiertem Albumin und Aufnahmen einer Gamma-Kamera, wie bei akuter respiratorischer Insuffizienz und PEEP-Beatmung ein vergrößerter rechter Ventrikel den linken Ventrikel komprimiert. Bei akuter Vergrößerung der Herzkammern dehnt sich das Perikard nicht entsprechend aus wie bei allmählicher, chronischer Herzmuskeldilatation. Direkt durch Verschiebung des Ventrikelseptums und indirekt über das Perikard ist eine Behinderung des linken Ventrikels in dieser Situation denkbar. Dadurch würde eine Veränderung der Druckvolumenbeziehung für den linken Ventrikel eintreten. Mit diesem Mechanismus lassen sich die häufige Linksherzinsuffizienz bei jungen, kritisch kranken Patienten und die erhöhten linken Vorhofdrucke bei gleichzeitig vermindertem Schlagvolumen erklären [25].

V. Veränderungen der Herzfrequenz

Die Herzfrequenz wird unter PEEP entweder unverändert [47] oder leicht erhöht [4, 39] gemessen, hat jedoch in dieser Größenordnung keinen deutlichen Einfluß auf das HZV.

VI. Veränderungen der Kontraktilität

Die Perfusion des Myokards wurde vermindert gefunden [26, 44]. Damit ist theoretisch eine Verminderung der Herzleistung möglich, in vivo ist jedoch nicht bekannt, ob dieser Faktor eine Rolle spielt.

VII. Veränderungen des systemischen Widerstandes

Der systemische Widerstand ist unter PEEP-Beatmung erhöht [7, 12, 48]. Diese Veränderung ist als Kompensationsmechanismus im Zusammenhang mit dem reduzierten HZV zu erklären.

Zusammenfassend läßt sich sagen, daß man in der überwiegenden Mehrzahl aller Situationen, die eine Beatmung mit PEEP erforderlich machen, mit einer Verminderung der Herzleistung rechnen muß. Ausnahmen sind folgende pathologische Veränderungen, bei denen die Anwendung von PEEP eher zu einer Verbesserung des HZVs führen kann.

a) Bei *Linksherzversagen* mit primär erhöhten linken Vorhofdrucken [15, 43, 48]. Die Erhöhung des intrapleuralen Druckes führt unter Umständen zur Verminderung des Afterload und des Preload des linken Ventrikels und verringert so das Lungenoedem.

b) Bei *erniedrigter funktioneller Residualkapazität* führt unter Umständen eine Erweiterung der interstitiellen Gefäße im Lungenparenchym [34, 45] zu einer Verminderung der Nachbelastung für den rechten Ventrikel im Anfang der Beatmung, bevor es durch weitere Dehnung der Lungen und Kompression der intraalveolären Kapillaren vorwiegend zur Widerstandserhöhung kommt, wie oben (Abschn. II) beschrieben wurde. Das HZV bleibt nach Suter et al. [42] bei der idealen Höhe des PEEP gleich oder steigt leicht an.

c) Bei *primär dilatiertem rechten Ventrikel* und Erhöhung des Preload durch relative Volumenüberlastung führt eine Reduktion des venösen Rückflusses durch PEEP unter Umständen zur Rekompensation des rechten Ventrikels, da die Druckvolumenbeziehung für diesen Ventrikel dann aus dem Bereich des absteigenden Schenkels der Frank-Starling-Kurve möglicherweise auf einen günstigeren Punkt für die Herzarbeit verlagert wird [43].

Der Einfluß von PEEP auf die Organdurchblutung

Die Beeinträchtigung des Schlagvolumens unter PEEP-Beatmung bedeutet eine Perfusionsminderung für den gesamten Organismus. Diese Flow-Reduktion ist jedoch nicht gleichmäßig auf alle Organe verteilt, sondern es entsteht ein besonderes Verteilungsmuster der Durchblutung der Organe, so daß praktisch die Auswirkung von PEEP auf jedes Organ gesondert untersucht werden muß. Außer lokal unterschiedlichen Gegenregulationen der Organe spielt auch die Rückstauung des venösen Blutes durch den erhöhten intrathorakalen Druck eine Rolle in der unterschiedlichen Organperfusion. Die Perfusionsverhältnisse folgender Organe wurden bisher untersucht:

1. Nierendurchblutung:

Eine Verminderung der Urinproduktion als Hinweis auf Veränderungen der Nierenfunktion unter PEEP wird regelmäßig festgestellt [10, 11, 14, 24, 29, 39]. Die erhöhte Produktion des antidiuretischen Hormons (ADH) in dieser Situation scheint keine Erklärung dafür zu bieten, da gleichzeitig die Natriumausscheidung vermindert ist, und die Urinosmolarität nicht signifikant ansteigt [24]. Das verminderte HZV könnte über eine Reduktion der Nierenperfusion als Ursache eine Rolle spielen. In diesem Zusammenhang müßte die Gesamtperfusion der Niere beeinträchtigt sein. Eine quantitative Veränderung der Nierendurchblutung wurde auch von Gammanpila et al. [11] und Moore et al. [29] gemessen. Von anderen Autoren wiederum konnte entweder nur eine ganz geringfügige [14] oder überhaupt keine Durchblutungsverminderung gefunden werden [26]. Die Hauptursache für die eingeschränkte Nierenfunktion liegt anscheinend in einer qualitativen Veränderung der renalen Durchblutung. Von allen Untersuchern wird einheitlich eine Veränderung des Durchblutungsmusters beschrieben, und zwar eine Umverteilung. Die Durchblutung der äußeren Nierenrinde nimmt ab – wie bei einer Reihe von Stressituationen – zugunsten der Blutversorgung der inneren Rinde und des äußeren Marks. Mit der besseren Perfusion der marknahen Nephrone, die nach Mikropunktionsuntersuchungen von Horster und Thurau [18] eine größere Rückresorptionskapazität für Natrium und damit auch Wasser haben, lassen sich die Befunde bei PEEP-Beatmung gut in Einklang bringen. Ungeklärt ist, warum im Tierexperiment die Urinproduktion nach Abbrechen der PEEP-Beatmung nicht zur normalen Größe zurückkehrt [39], jedenfalls nicht in dem gemessenen Zeitraum von sechs Stunden.

Die Gesamtdurchblutung und Sauerstoffversorgung der Niere ist unter PEEP-Beatmung anscheinend insgesamt nicht wesentlich eingeschränkt. Der Sauerstoffpartialdruck im venösen Nierenblut wurde unverändert gefunden [11]. Jedoch scheint die relativ gute Nierenperfusion auf Kosten anderer Gewebe erhalten zu werden, wie z.B. des Splanchnikusgebietes, der Pfortader [20, 21] und der Extremitäten [44].

2. Durchblutung im Splanchnikusgebiet

Mit hohen end-exspiratorischen Drucken beatmete Intensivpatienten fallen häufig auf mit der Tendenz zu Subileuszuständen, Oberbauchatonien und errosiven Magenblutungen. Die Genese dieser Störungen ist in der Intensivtherapiesituation sicher multifaktoriell (z.B. Hypoxämie). Die nachgewiesene Durchblutungsverminderung dieser Organe unter PEEP-Beatmung könnte entscheidend bei der Entwicklung dieser Komplikationen beteiligt sein. Johnson [20] fand bei Hunden schon bei erhöhtem Atemzugvolumen eine Abnahme der Durchblutung im Splanchnikusgebiet um fast die Hälfte und einen mehr als verdoppelten Gefäßwiderstand, der bei Beatmung mit PEEP noch weiter anstieg [16]. Manny et al. [26] wiesen eine erniedrigte Durchblutung in der Mukosa des Magenfundus bei Hunden bei einem PEEP von 15 cm Wassersäule nach.

3. Leberdurchblutung

Patienten, die mit PEEP beatmet werden, zeigen häufig pathologisch veränderte Laborwerte in bezug auf die Leberfunktion und klinisch fällt eine derbe, vergrößerte Leber auf; z.B. wurde bei etwa dreiviertel dieser Patienten eine Bilirubinerhöhung gemessen [16]. Diese klinischen Beobachtungen werden durch folgende experimentellen Befunde gestützt: Manny et al. [26] fanden bei ihren Versuchen an Hunden unter Beatmung mit PEEP (15 cm Wassersäule) eine Durchblutungsverminderung um mehr als die Hälfte. Eine fast ähnlich hohe Durchflußverminderung (27–62%) unter intermittierender Überdruckbeatmung wiesen Hedley-Whyte et al. [16] in der Pfortader nach. In der Intensivtherapiesituation, in der eine erhebliche Belastung der Leberfunktion durch Medikamente und parenterale Ernährung ohnehin gegeben ist, ist denkbar, daß die zusätzliche Beeinträchtigung der Durchblutung von großem Nachteil für die Struktur und Funktion dieses Organs ist.

4. Gehirndurchblutung

Die Perfusion des Gehirns ist aufgrund der halbgeschlossenen, festen Schädelkalotte nicht nur abhängig vom Blutvolumenangebot sondern auch vom intrakraniellen Druck. Wenn man Veränderungen des PaO_2 und $PaCO_2$, die beide entscheidend die Hirndruchblutung regeln, ausschließt, stellt theoretisch die Verminderung des Herzschlagvolumens und des Blutdrucks allein eine Gefahr für die Hirndurchblutung dar. Dazu muß man außerdem mit der Möglichkeit des behinderten venösen Abflusses aus dem intrakraniellen Raum wegen des erhöhten intrathorakalen Druckes rechnen. Der wirksame Perfusionsdruck für das Gehirn ist die Differenz zwischen Blutdruck und intrakraniellem Druck. In der Praxis scheinen die Kompensationsmöglichkeiten bei normalen, intrakraniellen Verhältnissen so groß zu sein, daß die Beatmungsform keinen großen Einfluß auf die Hirndurchblutung hat [10]. Die Autoregulation des Gehirns ermöglicht eine konstante zerebrale Durchblutung bei Schwankungen des mittleren Aortendruckes zwischen 50 und 150 Torr. Pichlmayr et al. [35] konnten bei zerebral gesunden, narkotisierten Patienten keine Beeinträchtigung der Hirndurchblutung durch PEEP (7 cm Wassersäule) nachweisen. Liegen jedoch intrakraniell pathologisch erhöhte Druckverhältnisse und damit eine reduzierte intrakranielle Compliance vor, können schon relativ geringfügige Veränderungen des Blutvolumens, wie durch PEEP, die Sauerstoffversorgung der Hirnzellen gefährden [40]. In tierexperimentellen Untersuchungen bei Katzen, deren intrakranielles Volumen primär durch einen Ballon vermehrt wurde, führte die Anwendung von PEEP deutlich zum Anstieg von neurologischen Komplikationen [1]. Interessanterweise ließ sich diese Komplikationsrate senken durch Herbeiführen von pathologischen Lungenveränderungen durch Oleinsäure, wodurch die Übertragung des Beatmungsdruckes auf das intrathorakale Gefäßsystem vermindert wurde. Insgesamt ist sicher bei Anwendung von PEEP eine genaue neurologische Überwachung des Patienten notwendig, wenn gleichzeitig eine intrakranielle Erkrankung mit Druckerhöhung vorliegt.

Aus dem bisher Gesagten läßt sich erkennen, daß die Erhöhung des Druckes in den Atemwegen durch PEEP zu umfassenden, den ganzen Organismus betreffenden Veränderungen der Hämodynamik führt. Von den drei Hauptfaktoren für den Sauerstofftransport im Organismus, – Herz, Lunge, Blut – werden zwei durch die Anwendung von PEEP gegensätzlich beeinflußt. Durch die Beatmung mit PEEP erreicht man zwar meist die Verbesserung der Sauerstoffaufnahme in der Lunge, reduziert aber gleichzeitig die Hauptreserve im Sauerstofftransportsystem, das HZV. Diese Zusammenhänge sollte man sich immer vor Augen führen, zumal es wenig leicht meßbare Parameter für die richtige Höhe und Dauer des PEEP gibt.

Literatur

1. Aidinis SJ, Lafferty J, Shapiro HM (1976) Intracranial responses to PEEP. Anesthesiology 45:275
2. Ashbaugh DG, Petty TL (1973) Positive end-expiratory pressure: Physiology, indications and contraindications. J Thorac Cardiovasc Surg 65:165
3. Ashbaugh DG, Petty TL, Bigelow DB, Harris TM (1969) Continuous positive-pressure breathing (CPPB) in adult respiratory distress syndrome. J Thorac Cardiovasc Surg 57:31
4. Cassidy SS, Robertson CH, Pierce AK, Johnson RL (1978) Cardiovascular effects of positive end-expiratory pressure in dogs. J Appl Physiole: Respirat Environ Exercise Physiol 44:743
5. Cournand A, Motley HL, Werko L, Richards DW (1948) Physiological studies of the effects of intermittent positive pressure breathing on cardiac output in man. Am J Physiol 152:162
6. Downs JB, Klein EF, Modell JH (1953) The effect of incremental PEEP on PaO_2 in patients with respiratory failure. Anesth Analg (Cleve) 52:210
7. Elkins RC, Peyton MD, Hinshaw LB, Greenfield LJ (1974) Clinical hemodynamic and respiratory responses to graded positive end-expiratory pressure. Surg Forum 25:206
8. Falke KJ, Pontoppidan H, Kumar A, Leith DE, Geffin B, Laver MB (1972) Ventilation with end-expiratory pressure in acute lung disease. J Clin Invest 51:2315
9. Fermoso JD, Richardson TR, Guyton AC (1964) Mechanism of decrease in cardiac output caused by opening the chest. Am J Physiol 207:1112
10. Gabriele G, Rosenfeld CR, Fixler DE, Wheeler JM (1977) Continuous airway pressure breathing with the head-box in the newborn lamb: effects on regional blood flows. Pediatrics 59:858
11. Gammanpila S, Beran DR, Bhudu R (1977) Effect of positive and negative expiratory pressure on renal function. Brit J Anesth 49:199

12. Giordano J, Harken A (1975) Effect of continuous positive pressure ventilation on cardiac output. Am Surg 41:221
13. Guyton AC, Jones CE, Coleman TG (1973) Mean circulatory pressure, mean systemic pressure, and mean pulmonary pressure and their effect on venous return. In Circulatory Physiology: Cardiac output and its regulation. Saunders Chap 12, p. 205
14. Hall SV, Johnson EE, Hedley-Whyte J (1974) Renal hemodynamics and function with continuous positive pressure ventilation in dogs. Anesthesiology 41:452
15. Harken AH, Brennan MF, Smith B (1974) The hemodynamic response to positive end-expiratory ventilation in hypovolemic patients. Surgery 76:786
16. Hedley-Whyte JG, Burgers GE, Feeley TW, Miller MG (1976) Applied Physiology of Respiratory Care. Little Brown, Boston
17. Hobelmann CF, Smith DE, Virgilio RW, Shapiro AR, Peters RM (1975) Hemodynamic alteration with positive end-expiratory pressure: The contribution of the pulmonary vasculature. J Trauma 15:951
18. Horster M, Thurau K (1968) Micropuncture studies on the filtration rate of single superficial and iuxtamedullary glomeruli in the rat kidney. Pflügers Archiv, Physiol Menschen Tiere 301:162
19. Hugget ASG (1924) Studies on the respiration and circulation of the cat. IV. The heart output during respiratory obstruction. J Physiol 59:373
20. Johnson EE (1975) Splanchnic hemodynamic response to passive hyperventilation. J Appl Physiol 38:156
21. Johnson EE, Hedley-Whyte J (1972) Continuous positive-pressure ventilation and portal flow in dogs with pulmonary edema. J Appl Physiol 33:385
22. Kirby RR, Perry JC, Calderwood HW, Ruiz BC, Ledermann DS (1975) Cardiorespiratory effects of high positive end-expiratory pressure. Anesthesiology 43:533
23. Kumar A, Falke KJ, Geffin B, Aldredge CF, Laver MB, Lowenstein E, Pontoppidan H (1970) Continuous positive-pressure ventilation in acute respiratory failure: effects on hemodynamics and lung function. N Engl j Med 283:1430
24. Kumar A, Pontoppidan H, Baratz RA, Laver MB (1974) Inappropriate response to increased plasma ADH during mechanical ventilation in acute respiratory failure. Anesthesiology 40:215
25. Laver MB (1979) Right and left ventricular function in critically ill patients. Post-Graduate course „Intensive care of the critically ill". Havard Medical School and Massachusetts General Hospital
26. Manny J, Justice RE, Hechtmann H (1978) Maldistribution of blood flow during positive end-expiratory pressure. Surgical Forum 29:205
27. Manny J, Patten MT, Liebmann PR, Hechtmann HB (1978) The association of lung distension, PEEP and biventricular failure. Ann Surg 18:151
28. Menkes HA, Traystman RJ, Bromberger-Barnea B (1974) Interdepence of the chambers of the heart during ventilation with positive end-expiratory pressure (abstr.). Circulation 50 (suppl III):22
29. Moore ES, Galvez MB, Paton JB, Fisher DE, Behrmann RE (1974) Effects of positive pressure ventilation on intrarenal blood flow in infant primates. Pediat Res 8:792
30. Lenfant C, Howell BJ (1960) Cardiovascular adjustments in dogs during continuous positive pressure breathing. J Appl Physiol 15:425
31. Liebmann PR, Patten MT, Manny J, Shepro D, Hechtmann HB (1978) The mechanism of depressed cardiac output on positive end-expiratory pressure. Surgery 83:594
32. Lopez-Muniz R, Stephens NL, Bromberger-Barnea B, Permutt S, Riley R (1968) Critical closure of pulmonary vessels analyzed in terms of Starling resistor modell. J Appl Physiol 24:625
33. Permutt S, Bromberger-Barnea B, Bane HN (1962) Alveolar pressure, pulmonary venous pressure and vascular waterfall. Med Thorac 19:239
34. Permutt S, Howell JEL, Proctor DF, Riley RL (1961) Effect of lung inflation static pressure-volume characteristics of pulmonary vessels. J Appl Physiol 16:64
35. Pichlmayr J, Mascher E, Sippel R (1974) Untersuchungen zur Wirkung unterschiedlicher Beatmungsformen und arterielle Blutgaswerte, periphere Kreislaufgrößen und die Gehirndurchblutung. Anaesthesist 23:535
36. Pontoppidan H, Wilson R, Rie MA, Schneider RC (1977) Respiratory intensive care. Anesthesiology 47:96
37. Powers SR (1974) The use of positive end-expiratory pressure for respiratory support. Surg Clin Amer 54:1125

38. Powers SR, Mannal R, Neclerio M, English M, Marr C, Leather R, Ueda H, Williams G, Custead W, Dutton R (1973) Physiologic consequences of positive end-expiratory pressure (PEEP) ventilation. Ann Surg 178:265
39. Qvist J, Pontoppidan H, Wilson RS, Lowenstein E, Laver MB et al: Hemodynamic responses to mechanical ventilation with PEEP: The effect of hypovolemia. Anesthesiology 42:45
40. Shapiro HN (1975) Intracranial hypertension. Therapeutic and anesthetic considerations. Anesthesiology 43:443
41. Sykes MK, Adams AP, Finlay WE, Mc Cormick PW, Economides A (1970) The effects of variations in end-expiratory inflation pressure on cardiorespiratory function in normo-, hypo- and hypervolemic dogs. Brit J Anesth 42:669
42. Suter PM, Fairley HB, Isenberg MD (1975) Optimum end-expiratory airway pressure in patients with acute pulmonary failure. N Engl J Med 292:284
43. Trichet B, Falke K, Togut A, Laver MB (1975) The effect of pre-existing pulmonary vascular disease on the response to mechanical ventilation with PEEP following open-heart surgery. Anesthesiology 42:56
44. Tucker HJ, Murray JF (1973) Effects of end-expiratory pressure on organ blood flow in normal and diseased dogs. J Appl Physiol 34:573
45. West JB (1969) Effects of interstitial pressure. In Fishman AP, Hecht HH (eds.): The pulmonary circulation and interstitial space. University of Chicago press p 43
46. West JB, Dollery CT, Heard BE (1965) Increased pulmonary resistence in the dependent zone of the isolated dog lung caused by perivascular edema. Circ Res 17:191
47. Wildsmith JAW, Marshall RL (1978) Positive end-expiratory pressure. Immediate hemodynamic effects during artifical ventilation. Anaesthesia 33:20
48. Wolff G, Grädel E (1954) Hemodynamic performance and weaning form mechanical ventilation following open-heart surgery. Europ J Intens Care Med 1:99
49. Zapól WM, Snider MT (1977) Pulmonary hypertension in severe acute respiratory failure. N Engl J Med 296:476
50. Zarins CK, Virgilio RW, Smith DE, Peters RM (1977) Effect of vascular volume on PEEP induced cardiac output depression and wedge left atrial pressure discrepancy, J Surg Res 23:348

ARDS
Akutes Atemnotsyndrom des Erwachsenen Adult Respiratory Distress Syndrome

Herausgeber: G. Wolff, R. Keller, P. M. Suter
Mit Beiträgen von zahlreichen Fachwissenschaftlern
1980. 72 Abbildungen, 14 Tabellen.
X, 126 Seiten
DM 49,50
ISBN 3-540-09836-4

G. Bodem
Herzinsuffizienz

Pathophysiologie – Klinische Symptomatologie – Therapie
1980. 21 Abbildungen, 18 Tabellen.
Etwa 130 Seiten
(Kliniktaschenbücher)
DM 24,–
ISBN 3-540-09943-3

Bronchitis, Asthma, Emphysem

Herausgeber: W. T. Ulmer
Bearbeitet von zahlreichen Fachwissenschaftlern
1979. 336 Abbildungen, 57 Tabellen.
XVIII, 788 Seiten
(Handbuch der inneren Medizin, Band 4: Erkrankungen der Atmungsorgane. 5., völlig neubearbeitete und erweiterte Aufalge, Teil 2)
DM 480,–
Vorbestellpreis/Subskriptionspreis
DM 384,–
ISBN 3-540-09019-3

W. Glinz
Thoraxverletzungen

Diagnose, Beurteilung und Behandlung
2., korrigierte Auflage. 1979. 133 Abbildungen, 31 Tabellen. X, 294 Seiten
DM 78,–
ISBN 3-540-09695-7

W. Gobiet
Intensivtherapie nach Schädel-Hirn-Trauma

2., korrigierte Auflage. 1979. 58 Abbildungen, 49 Tabellen. XIII, 199 Seiten
(Kliniktaschenbücher)
DM 24,–
ISBN 3-540-09358-3

B. Gorgass, F. W. Ahnefeld
Der Rettungssanitäter

Ausbildung und Fortbildung
Unter Mitarbeit von T. Graf-Baumann
Mit einem Beitrag über rechtliche Aspekte von H. Roth
1980. 186 überwiegend farbige Abbildungen, 58 Tabellen. XVIII, 383 Seiten
DM 48,–
Mengenpreis: ab 20 Exemplare je DM 38,40
ISBN 3-540-08731-1

Zentral-vegetative Regulationen und Syndrome

Herausgeber: R. Schiffter
1980. 56 Abbildungen, 6 Tabellen.
X, 134 Seiten
DM 34,–
ISBN 3-540-09828-3

Central Interaction Between Respiratory and Cardiovascular Control Systems

Editors: H. P. Koepchen, S. M. Hilton, A. Trzebski
1980. 89 figures, 5 tables. Approx. 260 pages
DM 46,–
ISBN 3-540-09948-4

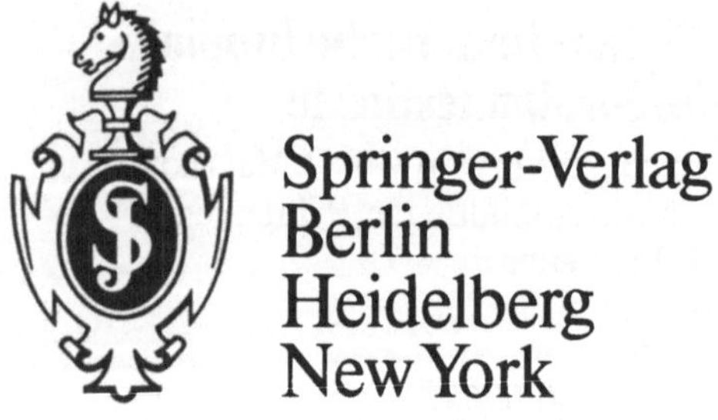
Springer-Verlag
Berlin
Heidelberg
New York